TERAPIA OCUPACIONAL NO BRASIL

Fundamentos e perspectivas

Dados Internacionais de Catalogação na Publicação (CIP)
(Câmara Brasileira do Livro, SP, Brasil)

Terapia ocupacional no Brasil : fundamentos e perspectivas / Marysia Mara Rodrigues do Prado De Carlo, Celina Camargo Bartalotti (orgs.) – São Paulo: Plexus Editora, 2001.

Vários autores.
Bibliografia.
ISBN 978-85-85689-61-2
1. Terapia ocupacional I. Prado De Carlo, Marysia Mara Rodrigues do. II. Bartalotti, Celina Camargo.

01-4399

CDD-
615.85150981

Índice para catálogo sistemático:

1. Brasil : Terapia ocupacional : Ciências médicas 615.85150981

Compre em lugar de fotocopiar.
Cada real que você dá por um livro recompensa seus autores
e os convida a produzir mais sobre o tema;
incentiva seus editores a encomendar, traduzir e publicar
outras obras sobre o assunto;
e paga aos livreiros por estocar e levar até você livros
para a sua informação e o seu entretenimento.
Cada real que você dá pela fotocópia não autorizada de um livro
financia o crime
e ajuda a matar a produção intelectual de seu país.

TERAPIA OCUPACIONAL NO BRASIL

Fundamentos e perspectivas

Marysia Mara Rodrigues do Prado De Carlo
e
Celina Camargo Bartalotti (orgs.)

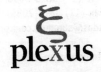

Copyright © 2001 by autoras
Direitos desta edição reservados por Summus Editorial.

Capa:
Mari Pini

Editoração e fotolitos:
JOIN Bureau de Editoração

Plexus Editora
Rua Itapicuru, 613, cj. 72
05006-000 São Paulo SP
Fone (11) 3862-3530
Fax (11) 3872-7476
e-mail: plexus@plexus.com.br

Atendimento ao consumidor:
Summus Editorial
Fone (11) 3865-9890

Vendas por atacado:
Fone (11) 3873-8638
Fax (11) 3873-7085
vendas@summus.com.br

Impresso no Brasil

A palavra

Já não quero dicionários
consultados em vão.
Quero só a palavra
que nunca estará neles
nem se pode inventar.
Que resumiria o mundo
e o substituiria.
Mais sol do que o sol,
dentro da qual vivêssemos
todos em comunhão,
mudos,
saboreando-a.

Carlos Drummond de Andrade

Dedicamos este livro a nossos familiares, que tanto nos apoiaram no intuito de conseguirmos concluir este trabalho.

Também o dedicamos a nossos alunos – da Universidade de São Paulo e do Centro Universitário São Camilo – e a todos os estudantes de Terapia Ocupacional do Brasil. Foi pensando em todos eles que visamos organizar e por fim realizamos este livro.

A todos os terapeutas ocupacionais que constroem, cotidianamente, nossa profissão, que estão desbravando novos campos de atuação e desenvolvendo referenciais teórico-metodológicos e práticas inovadoras, passados quase cinqüenta anos do início da nossa profissão no Brasil.

Agradecemos, ainda, a todos os colegas terapeutas ocupacionais que colaboraram com nossos autores, para que pudessem construir esse panorama tão amplo e, ao mesmo tempo, tão profundo sobre a configuração de múltiplas tendências da Terapia Ocupacional em nosso país, neste início do século XXI.

Sumário

Prefácio 11

Apresentação 13

Parte I Fundamentos

1 Caminhos da Terapia Ocupacional 19
   Marysia M. R. do Prado De Carlo
   Celina Camargo Bartalotti

2 Atividades humanas e Terapia Ocupacional 41
   Eliane Dias de Castro
   Elizabeth M. F. de Araújo Lima
   Maria Inês Britto Brunello

Parte II Correlações Teórico-Práticas em Terapia Ocupacional

3 Terapia Ocupacional em Saúde Mental: tendências
   principais e desafios contemporâneos 63
   Elisabete Ferreira Mângia
   Fernanda Nicácio

4 Abordagens comunitárias e territoriais em reabilitação de pessoas com deficiências: fundamentos para a Terapia Ocupacional 81
Marta Carvalho de Almeida
Fátima Corrêa Oliver

5 Terapia Ocupacional e os processos socioeducacionais............................. 99
Celina Camargo Bartalotti
Marysia M. R. do Prado De Carlo

6 A assistência em Terapia Ocupacional sob a perspectiva do desenvolvimento da criança 117
Margareth Pires da Motta
Marisa Takatori

7 Terapia Ocupacional – princípios, recursos e perspectivas em reabilitação física 137
Ana Cristina Camillo Gollegã
Maria Cândida de Miranda Luzo
Marysia M. R. do Prado De Carlo

8 A Terapia Ocupacional na interface da saúde e do trabalho 155
Marisol Watanabe
Stella Maris Nicolau

Perspectivas 173
Celina Camargo Bartalotti
Marysia M. R. do Prado De Carlo

Prefácio

Quando Celina e Marysia me convidaram para escrever o prefácio deste livro senti-me muito satisfeita.

A presente publicação constitui-se excelente oportunidade para todos os profissionais e estudantes de Terapia Ocupacional, uma vez que reflete o desenvolvimento do conhecimento e as inovações nesse campo. Vem também suprir a carência de bibliografia específica e aprofundada sobre o referido assunto, sobretudo no que concerne à Terapia Ocupacional brasileira.

Já contamos com algumas obras sobre Terapia Ocupacional circulando em nosso meio, fruto de contribuições pioneiras, oriundas de monografias de mestrado e teses de doutorado. Todavia, a pesquisa em Terapia Ocupacional, geradora de conhecimento, vem se expandindo cada vez mais e em várias direções.

Isso nos leva a crer que o terapeuta ocupacional necessita de uma sólida bagagem de conhecimento, cientificamente comprovada, que o ajude no exercício de sua profissão, que se centra em algo tão óbvio quanto a atividade humana, mas que resulta em inter-relações às vezes difíceis de se compreender e manejar por serem muitos os fatores que intervêm em sua dinâmica.

A demanda de profissionais nessa área é crescente, quer seja no ambiente da saúde, da educação e/ou da inserção social, e exige que a Terapia Ocupacional, visando desenvolver todo seu potencial, esteja ligada à sabedoria de pessoas em diversas áreas de atividade, anos de estudo contínuo, formulação teórica, pesquisa clínica e inovações na formação profissional.

Terapia Ocupacional no Brasil: fundamentos e perspectivas foi escrito nesse espírito de colaboração na esperança de ser útil nessa tarefa comum. Ele testemunha as mudanças, as transformações e o alcance da Terapia Ocupacional.

É um livro de suma importância, escrito de forma científica e acessível, por terapeutas ocupacionais especializados e competentes.

As organizadoras e seus colaboradores são profissionais altamente reconhecidos na área pelo seu trabalho clínico, docente e/ou de pesquisa, provenientes de diversas instituições, que aqui têm a oportunidade de ressaltar as vantagens de melhorar a qualidade de vida de pessoas especiais, o que implica conservar a dignidade e os direitos humanos.

Desejo muito êxito e cumprimento todos que organizaram e escreveram este livro.

Maria Auxiliadora Cursino Ferrari
Coordenadora do curso de
Terapia Ocupacional do Centro
Universitário São Camilo

Apresentação

Após meio século de desenvolvimento da Terapia Ocupacional no Brasil, muitas histórias foram construídas. Porém, como profissionais atuantes na área e, principalmente, como professoras de cursos de graduação em Terapia Ocupacional (Universidade de São Paulo e Centro Universitário São Camilo), observamos que pouco dessa história está escrito.

Um dos problemas enfrentados por terapeutas ocupacionais e pelos cursos de formação profissional em Terapia Ocupacional, para o desenvolvimento dos seus trabalhos e pesquisas, é a falta de obras especializadas, material produzido e publicado no Brasil, que traga uma discussão consistente sobre seus fundamentos histórico-epistemológicos, bem como aborde as diferentes práticas profissionais contemporâneas na área. Essa situação tem nos levado a utilizar material produzido em outros países que, embora possa enriquecer nossa compreensão sobre a profissão, não reflete o que vem sendo produzido a partir de nossa realidade. Utilizamos também muitos dos trabalhos produzidos por terapeutas ocupacionais em programas de pós-graduação, mas que, se não são publicados como livros ou artigos de periódicos, permanecem restritos ao âmbito de atuação de seus autores.

Nosso objetivo aqui não é simplesmente elencar fatos históricos ou apresentar teorias desenvolvidas na profissão, nem fazer relatos de experiências; esses trabalhos podem ter seu valor técnico e de divulgação científica, contudo acabam, em geral, voltando-se, cada um de sua maneira, a um enfoque específico na sua área de abrangência e de atuação.

Pretendemos apresentar um panorama de como vem se constituindo a Terapia Ocupacional em nosso país, a partir de diferentes pressupostos e correlações teórico-práticas, construindo uma visão sobre o campo da Terapia Ocupacional a partir das principais (e mais consolidadas) tendências contemporâneas.

Assim, este livro apresenta diferentes enfoques teórico-metodológicos, correlacionados à prática profissional com diversas clientelas. A forma pela qual organizamos esses enfoques é apenas uma das muitas possíveis; consideramo-la suficientemente abrangente para permitir a apresentação e análise de diversos "fazeres" em Terapia Ocupacional. Não temos a pretensão de abranger tudo o que se faz e produz em Terapia Ocupacional no Brasil, mas acreditamos que estamos, aqui, apresentando grande parte do que há de mais significativo no campo.

Este trabalho muito contribuirá para a compreensão, tanto do processo histórico de constituição da profissão como das múltiplas práticas contemporâneas no Brasil. Para isso, convidamos para a elaboração desse trabalho profissionais de várias universidades e tendências, no intuito de escreverem sobre o que mais têm pesquisado e produzido, a fim de construirmos um panorama amplo, profundo e diversificado sobre a Terapia Ocupacional no Brasil.

Na Parte I apresentamos o que consideramos os fundamentos da profissão. Iniciamos com um olhar histórico sobre a profissão, enfocando sua origem e seu desenvolvimento, observando que o conhecimento construído tem sempre um caráter histórico. Partir da história, então, é um passo necessário.

Em seguida discute-se o que tem sido considerado "pedra fundamental" de nossa profissão: o conhecimento sobre as atividades humanas, partindo também de um enfoque histórico para expor uma perspectiva teórico-metodológica que apresenta as atividades como produtos de um universo cultural, imersas no cotidiano. A partir daí, as autoras apresentam a discussão sobre a atividade no contexto da Terapia Ocupacional.

A partir do Capítulo 3, apresentamos diversos enfoques teórico-metodológicos e abordagens práticas, organizados a partir dos pressupostos que os norteiam. Iniciamos com as abordagens que privilegiam os processos psicossociais, trazendo uma análise aprofundada sobre as ações da Terapia Ocupacional na saúde mental.

Segue-se o olhar sobre as abordagens que privilegiam a atuação na comunidade, enfatizando a ação do terapeuta ocupacional como profissional envolvido nos processos que visam à construção de uma sociedade mais justa e à assunção, pelos diversos grupos sociais, de seu papel de agentes transformadores de sua própria vida e da sua comunidade.

O próximo texto volta-se para as abordagens que privilegiam os processos socioeducativos, trabalhando com as relações entre Terapia Ocupacional e educação; a partir de um referencial da perspectiva histórico-cultural, analisa ainda as ações do terapeuta ocupacional diante dos processos educacionais e, principalmente, perante o paradigma de inclusão social, que se apresenta como a perspectiva de futuro em relação às pessoas consideradas "com necessidades educativas especiais".

Em seguida, as abordagens se voltam para a compreensão do desenvolvimento infantil, com destaque para as que privilegiam os aspectos sensório-motores ou neuromotores, mostrando a diversidade do olhar sobre a criança e suas implicações sobre a ação do terapeuta ocupacional.

No Capítulo 7, apresentamos as abordagens que privilegiam os recursos técnicos e tecnológicos na área da reabilitação física, enfatizando a promoção do desempenho funcional/ocupacional na vida cotidiana.

Finalmente, as abordagens que privilegiam as relações entre saúde e trabalho, campo que historicamente pode ser considerado um dos constitutivos da Terapia Ocupacional e no qual, atualmente, vemos a construção teórico-prática de atuações fortemente coadunadas com as mais modernas visões sobre trabalho, preocupadas com aspectos preventivos e com aqueles fortalecedores da busca pela qualidade de vida dos trabalhadores.

Esperamos que todos nossos leitores possam se sentir tão enriquecidos com tais leituras quanto nós nos sentimos ao organizá-las.

Marysia e *Celina*

PARTE I

Fundamentos

Fundamentos

1
Caminhos da Terapia Ocupacional

Marysia M. R. do Prado De Carlo
Celina Camargo Bartalotti

Na literatura de Terapia Ocupacional há obras que apresentam uma história sobre o uso terapêutico das ocupações que, em geral, remonta à Antiguidade; nessa perspectiva, a profissão encontra seus precursores históricos entre gregos e romanos. Acreditava-se que os trabalhos, exercícios, artes e artesanatos poderiam "curar" aqueles que estivessem "possuídos pelo demônio", e a todos os doentes eram oferecidas ocupações, com o propósito de manter o ambiente tranqüilo e favorecer o contato com os "deuses". Entretanto, segundo Medeiros, a origem da Terapia Ocupacional não é tão remota como sugerem os autores "clássicos" (que referem haver indícios sobre o uso "terapêutico" das atividades desde a Antiguidade).

Desde seu princípio, a Terapia Ocupacional caracterizou-se como profissão da área da saúde – surgiu como recurso, instrumento e ato médico, sendo que as concepções de saúde, doença e terapêutica relacionam-se historicamente à produção do saber. Assim, não há uma história específica apartada das ciências da saúde e educação, de um modo geral. É importante compreender a utilização da atividade humana em diferentes épocas, inclusive para poder entender as diversas características assumidas pela profissão Terapia Ocupacional em diferentes momentos históricos e contextos socioculturais.

Dessa forma, não há linearidade evolucionista na história da Terapia Ocupacional, mas histórias que são construídas, dialeticamente, na cotidianidade das relações sociais, sejam elas de ordem pessoal ou profissional.

Os movimentos precursores da Terapia Ocupacional

Nos séculos XVII e XVIII acreditava-se que todos os indivíduos que suscitavam repulsão ou temor – indigentes, vagabundos, preguiçosos, incapazes, velhos, prostitutas, loucos, deficientes –, considerados como ameaças à sociedade, deviam ser afastados e confinados num espaço isolado do convívio social. Eles eram recolhidos para que fossem cuidados, mas, na verdade, o que se praticava era seu isolamento e exclusão, para proteger a sociedade contra a desordem dos loucos e dos diferentes e dos perigos que eles representavam. Nesses asilos, que foram os antigos leprosários da Idade Média, os marginalizados sociais (só mais tarde reconhecidos como doentes) sofriam ações punitivas, dentro de um regime semipenitenciário e semicaritativo.

As disposições de correção e repressão dos delitos valiam para todas as categorias de "marginais", fossem estes vinculados a formas de desvio familiar, de indisciplina militar ou religiosa ou a ameaças à segurança pública. Todos eram reunidos nos mesmos estabelecimentos, pois estavam sob um mesmo estatuto legal e enquadrados na categoria geral de insanos; as diferenciações que ocorriam no interior do enclausuramento deviam-se às exigências disciplinares e não estavam associadas à preocupação de realizar diagnósticos ou tratamentos. Havia agentes institucionais que, contrários à presença de alienados nas casas de detenção, propunham não só a criação de espaços médicos dentro daquelas instituições, como também a divisão e enclausuramento dos doentes segundo os tipos de comportamentos patológicos (o que é a base da tecnologia asilar).

Com função de caráter mais religioso que médico, o hospital devia ser lugar também para a transformação espiritual de uma diversificada população marginal. A instalação dos asilos justificava-se mais pelas exigências de ordem social que pelas necessidades terapêuticas de isolamento para o tratamento do doente. A equipe hospitalar tinha como objetivo realizar trabalho caritativo, com a pretensão de salvar a alma do pobre e a sua própria; a presença do médico era mais para justificar a existência institucional que, propriamente, para a promoção da saúde, até que o hospital se converteu em espaço médico e seu funcionamento foi reorganizado segundo critérios médicos.

Embora o surgimento do hospital como instrumento terapêutico tenha ocorrido no final do século XVIII, foi somente a partir do início do século XIX que surgiu a medicina hospitalar e o hospital terapêutico como o compreendemos atualmente; até então, a prática médica tinha caráter não-hospitalar. Ao serem propostos como "meios terapêuticos", foram reorganizados como estabelecimentos especiais, mas mantiveram as mesmas características de discriminação social da velha organização hospitalar. Com a mudança do caráter e dos objetivos do hospital, o médico adquiriu o poder e a responsabilidade pela organização hospitalar, que deveria tornar-se um meio terapêutico inteiramente medicalizado.

O tratamento, imposto pelo diagnóstico médico e justificado pela racionalização terapêutica, apareceu como uma espécie de sanção que deveria ser disfarçada. As transformações do saber e da prática médicos procuraram eliminar as desordens decorrentes das enfermidades e de sua estrutura econômico-social, controlar minuciosamente os corpos, os comportamentos e os discursos, por mecanismos disciplinares introduzidos na cotidianidade. Se até o século XVIII os criminosos, vagabundos, mendigos e dementes em geral eram confundidos, tratados todos como "marginais" e assistidos indistintamente, a partir do século XIX, com a medicalização e diferenciação dos aparelhos de tratamento, o louco e o idiota foram reconhecidos por suas características, mas essa identificação carecia de *status* científico.

O pesquisador francês J. P. Goubert traz interessantes esclarecimentos sobre a história do seu país, com relação às transformações no campo da assistência àquelas populações "marginais".

> A noção de trabalho ou de atividade penetra o mundo hospitalar, não como meio terapêutico, mas como modo de educação, de coerção física e de moral. Isto se passa na França, séculos XIV e XV, quando uma profunda crise demográfica, social e religiosa, a peste, a guerra e a fome são os atores principais. Naquele tempo, os

recursos próprios aos hospitais diminuem fortemente, ao passo que a demanda cresce sensivelmente.[...]

Na Paris revolucionária (1794) [...] a filosofia do século do Iluminismo aspira a aperfeiçoar a natureza humana em geral, e encarrega à Medicina de pesquisar os meios. [...] O "tratamento moral" preconizado por Pinel (1801), depois aplicado pelos seus discípulos, como Esquirol, decorre da noção de doenças mentais, das quais se pensava que provinham de alterações patológicas do cérebro. Uma tranca se abriu: a dos hospitais-prisão para os loucos. Isso vai permitir tratar de forma firme e benevolente os "alienados" e de tentar dialogar com eles, por intermédio das primeiras terapias ocupacionais. (1999, pp. 37-9)

O "tratamento moral", que era a essência da atividade terapêutica asilar, trouxe a idéia do asilo como uma casa de educação de caráter especial, onde se deveria reformar o espírito do doente, inculcando-lhe as normas de conduta mediante técnicas disciplinares de caráter coercitivo, a partir do seu isolamento do ambiente sociofamiliar. Os resultados ou eficácia terapêutica dessa estratégia disciplinar não poderiam ser avaliados por índices de "cura", mas, sim, pelo funcionamento institucional, pois, de forma autoritária, o que se pretendia era o recondicionamento do doente para impedir a desordem. Nessa perspectiva, é interessante apontar a seguinte afirmação de Elso Arruda, referindo-se a Pinel:

A terapêutica ocupacional foi então introduzida, como parte integrante da sua reforma. Afirmou Pinel: "o trabalho constante modifica a cadeia de pensamentos mórbidos, fixa as faculdades do entendimento, dando-lhes exercício e, por si só, mantém a ordem num agrupamento qualquer de alienados". (1962, p. 25)

Para a Escola de Tratamento Moral, o problema central é o ambiente físico e social e a situação de vida do paciente (aspectos que devem ser modificados), a desorganização do comportamento, os hábitos errados e as reações ao estresse (considerava-se que o doente apenas sucumbira às pressões externas, cabendo à sociedade a obrigação moral de ajudá-lo a voltar à vida normal). Seus objetivos eram a modificação e correção de hábitos errados e a criação e manutenção de hábitos saudáveis de vida, visando à normalização do comportamento desorganizado do doente. A metodologia: programa com ênfase nas atividades de vida diária (AVDs) consideradas normais, em ambiente alegre e de apoio, que proporcionassem uma vida saudável ao doente; preconizava o uso de "remédios" morais, de educação e atividades cotidianas, como jogos e o trabalho, para normalizar o comportamento desordenado do doente mental.

Uma das formas de sujeição dos doentes, dentro das estratégias do tratamento moral, foi a introdução do trabalho, com a utilização ordenada e controlada do tempo, como recurso terapêutico (uma ação mais próxima da laborterapia), pretensamente "ressocializante" por favorecer a aprendizagem da ordem e disciplina, e como forma de rentabilização econômica do asilo. Foi concebida uma estratégia com o objetivo de alcançar o equilíbrio financeiro dos asilos, baseada tanto na admissão de internos pagantes como no trabalho gratuito dos internos, com formas de chantagem como a distribuição ou retenção de pequenos privilégios.

> [...] o trabalho produtivo passa a ser enfatizado e é também por meio dele que se espera alcançar a reinserção social.
>
> O trabalho como instrumento de terapêutica ocupacional médica, portanto, prescrito e orientado pelos médicos, sendo núcleo central do Tratamento Moral, determinou a relação estreita, até hoje conservada, entre psiquiatras e terapeutas ocupacionais. (Benetton, 1999, p. 22)

Assim, até meados do século XIX, prevalece o movimento alienista, marcado pela compaixão pelos insanos, já vistos como doentes que deveriam ser submetidos a intervenções terapêuticas. Contudo, criou-se uma justificação médica para a exploração dos doentes, associando o objetivo econômico (o trabalho dos internos como fonte orçamentária para a manutenção da instituição) ao objetivo de ocupação, recreação e disciplinação. A "Escola do Tratamento Moral", proposta pelo movimento alienista, baseado na filosofia humanista, foi a escola precursora da Terapia Ocupacional.

Com a implantação do racionalismo experimentalista e a afirmação do cientificismo como atitude intelectual, se dá o advento da Filosofia Positivista e a Escola do Pensamento Científico. O objeto do enfoque, na explicação e tratamento da doença mental, passou a ser o cérebro humano (em vez do ambiente), e a etiologia da doença mental passou a ser identificada na patologia do cérebro. O individualismo substituiu a filosofia humanitária que apoiava o tratamento moral.

Sem um forte comprometimento social para tratar o doente mental e com instituições superlotadas (fato agravado pelo afluxo de imigrantes), o tratamento moral declinou no século XIX (período de obscurantismo no uso das ocupações). Passou a predominar a concepção organicista da doença mental, que era explicada por conceitos anatômicos, bioquímicos ou endócrinos, com a realização de estudos clínicos e cirúrgicos para localizar alterações encefálicas que seriam responsáveis pelas condutas do doente mental.

Segundo Kielhofner e Burke, no início do século XX houve a re-emergência das idéias do tratamento moral, aliadas à emergência da nova "Teoria da Psicobiologia" de Adolf Meyer, a qual estava baseada nas relações entre padrões de hábitos e doença mental. Embora Goubert afirme que Meyer, de origem norte-americana, não se inspirou nos princípios do tratamento moral (que estavam muito mais associados às práticas profissionais exercidas na psiquiatria francesa), o que se tem é que o homem passou, então, a ser visto como um organismo complexo (psicológico e biológico, em interação com o mundo social). O enfoque, agora, é sobre os mecanismos de organização do comportamento e estilo de vida (menor ênfase sobre o cérebro); o problema é a desorganização do papel social; a metodologia de intervenção baseia-se na utilização ativa e intencional do tempo, dividido equilibradamente entre trabalho, repouso, lazer e sono; o objetivo é organizar o comportamento.

Calcado nos princípios da psicobiologia e em razão de dois fatos na área médica – o crescimento da preocupação com a prevenção de ocorrências e recorrências de doenças e o aumento do número de pessoas incapacitadas pela guerra –, surgiu o movimento denominado "reabilitação". Com ele, à medida que havia a necessidade de pessoas capacitadas e produtivas para a reconstrução social no pós-guerra, cresceu o reconhecimento do tratamento pela ocupação no atendimento tanto ao doente físico como mental. Visando à reabilitação e reinserção social do indivíduo pela restauração de sua capacidade e competência para um papel produtivo em sociedade, o tratamento por intermédio das ocupações propunha, então, o treinamento de hábitos adequados de autocuidado e de comportamento social mediante gradualismo de demandas físicas para a atividade.

> Nossa concepção de homem é de um organismo que se automantém e se auto-equilibra no mundo da realidade, estando em vida ativa e uso ativo, i.e., usando, vivendo e agindo no seu tempo, em harmonia com sua própria natureza e a natureza à sua volta. É o uso que fazemos de nós mesmos que dá a marca definitiva a todos os nossos órgãos. (Meyer, 1922, apud Kielhofner, 1992, p. 29)

Meyer muito influenciou Eleonor Clark Slagle, americana que veio a ser uma das fundadoras da primeira escola regular de Terapia Ocupacional nos Estados Unidos e da Associação Americana de Terapia Ocupacional. Suas idéias, baseadas no princípio de que o comportamento só poderia ser organizado pelo agir, pela utilização ativa e intencional do tempo no contexto de uma vida normal, foram determinantes na constituição teórico-prática de uma nova profissão – a Terapia Ocupacional.

Na história da Terapia Ocupacional, deve-se fazer referência, também, a outro médico – Hermann Simon, que veio a ter forte influência sobre a assistência psiquiátrica brasileira, sobretudo pelos trabalhos de Luiz Cerqueira e Ulisses Pernambucano. Como psiquiatra, Simon praticava a ocupação terapêutica, desde 1905, no Hospital de Warstein e depois em Gütersloh, na Alemanha; seu método, denominado "Tratamento Ativo", partia da idéia de que "vida é atividade, princípio que rege tanto a vida corporal como a mental, dado que o homem nunca permanece sem fazer nada; se não faz algo útil, faz algo inútil" (1937, p. 24). Opunha-se, assim, à clinoterapia (tratamento do leito), tão em voga no seu tempo, pois acreditava que o repouso do encamamento acarretava a abolição da atividade mental e a demência.

Para o dr. Simon, da Alemanha, deve ser dado o crédito primeiro pela utilização das ocupações, e depois pela ocupação industrial praticada em todos os hospitais psiquiátricos e oficinas especiais, com um sistema e planejamentos definidos, baseados em resultados finais curativos. Foi em 1905, no Westphalian State Mental Hospital em Gütersloh, situado entre Dusseldorf e Hanover, que Simon desenvolveu seu esquema de terapia ocupacional e o aplicou sistematicamente em todo o hospital. A energia e o sucesso de seus esforços podem ser avaliados pelo fato de que ele conseguiu ocupar, em um sentido terapêutico, 98% de seus pacientes. Sua reputação se espalhou, não somente em outros hospitais psiquiátricos da Alemanha, mas na Europa em geral. O método de Simon foi copiado com sucesso no State Hospital of Baden, em Richenau e também no South German Mental Hospital em Constanz, assim como em muitos outros. (O'Sullivan, 1955, p. 7)

Enfim, a idéia do uso terapêutico das ocupações como prática médica (na realidade, exercida por enfermeiras e assistentes sociais) apareceu na literatura médica a partir do século XVIII. Contudo, foi somente no século XX que se deu a aceitação da utilização terapêutica da ocupação, a partir do reconhecimento de que a saúde do indivíduo está ligada às complexidades das experiências diárias, num mundo físico e social complexo, e da afirmação sobre o direito do homem de se livrar de doenças, de ser respeitado e de se auto-satisfazer.

A profissão Terapia Ocupacional, que surgiu na segunda década do século XX, resultou da compartimentalização do conhecimento, com a conseqüente especialização do trabalho, e seu alcance profissional continua, em grande medida, variando segundo o campo médico ao qual ela está associada (ortopedia, neurologia, geriatria, psiquiatria etc.).

Segundo referência de alguns manuais de Terapia Ocupacional, William Rush Dunton foi quem lançou, em 1915, o primeiro manual completo de instruções de Terapia Ocupacional – *Occupational Therapy: a manual for nurses*; os primeiros trabalhos teóricos em Terapia Ocupacional foram indicados especialmente para enfermeiras. Em 17 de outubro de 1917 foi fundada nos Estados Unidos a National Society for the Promotion of Occupational Therapy, cujo primeiro presidente foi

George Edward Barton, um arquiteto que havia experimentado os efeitos benéficos do trabalho durante sua própria doença. A organização da Terapia Ocupacional, como categoria profissional e como profissão da área da saúde, está bastante ligada ao período da Primeira Guerra Mundial, a qual provocou o aumento dos incapacitados e neuróticos de guerra. A primeira escola profissional nos Estados Unidos foi criada em 1917, enquanto em outros países (como Inglaterra) a profissão foi inaugurada com o início da Segunda Guerra Mundial. Os cursos e programas de Terapia Ocupacional eram conduzidos e supervisionados por médicos com auxílio de enfermeiras e assistentes sociais, que muitas vezes acabaram se transformando em terapeutas ocupacionais.

Naquela época, as mulheres eram escolhidas para exercer a profissão, pois acreditava-se que suas características maternais fossem muito benéficas no tratamento dos doentes mentais. Foram elas, também, as pioneiras no trabalho com indivíduos incapacitados, recebendo a denominação de "auxiliares de reconstrução".

De acordo com Kielhofner e Burke, nas décadas de 1930 e 40, nos Estados Unidos, a Terapia Ocupacional viveu uma pressão do desenvolvimento do conhecimento científico na área da saúde que, ao definir melhor as patologias, exigia também intervenções mais definidas, para que saísse do senso comum e alcançasse *status* científico, pois o tratamento pela ocupação (nos moldes do "Paradigma da Ocupação") era considerado não-científico.

Essas interpretações sobre a história da profissão apontam para uma representação da Terapia Ocupacional como "vítima" das pressões da medicina, principalmente quando se fala de uma "perspectiva reducionista" da profissão. Na realidade, o que pressionou a Terapia Ocupacional a adotar novas estratégias de tratamento foi a necessidade de responder a novas questões que se apresentavam, bem como as demandas das populações, alteradas pelas novas descobertas e formas de tratá-las. À medida que as demandas das populações se tornavam mais complexas, os profissionais buscavam formas melhores e mais eficientes de responder e tratar os problemas, assim como foram sendo desenvolvidos novos recursos técnicos e tecnologias.

Na saúde, e particularmente na terapia ocupacional, abre-se espaço para a readaptação e reabilitação; começam a ser criadas as precondições para uma tendência que, para além da "moral" e do "caráter", exigirá algum preparo um pouco mais técnico, mais científico e é nessa linha que, ao longo das décadas de 1920 e 30, há aproximação gradativa, ainda que subalterna, da terapia ocupacional com a categoria médica, com o que busca se autoconferir, perante a sociedade, um certo *status* profissional especializado. (Lopes, 1991, p. 25)

Apesar da grave crise econômica que atingiu os Estados Unidos no final da década de 1920 e se espalhou pelo mundo (período da depressão), o que provocou a quase extinção dos programas de recuperação dos incapacitados, com a Segunda Guerra Mundial surgiu a necessidade de terapeutas ocupacionais em hospitais civis e militares. Com isso, houve um aumento desordenado do número de escolas (o que exigiu a elaboração dos padrões mínimos para os cursos) e uma expansão considerável da Terapia Ocupacional, sobretudo na área do tratamento das incapacidades físicas. Logo, tanto a profissão como os primeiros serviços especializados vão surgir dentro de locais tais como asilos e hospitais gerais que, no decorrer do tempo, foram se transformando em entidades de reabilitação.

O aperfeiçoamento dos conhecimentos na área da saúde exigiu o desenvolvimento de novos procedimentos de tratamento; o holismo de Meyer (com a perspectiva do homem interagindo no ambiente), considerado como não-científico, perdeu influência e entrou em decadência. A Terapia Ocupacional passou a privilegiar o cuidado diretamente dos problemas motores da incapacidade física e da patologia intrapsíquica da doença mental, adaptando-se ao novo modelo médico para, dessa forma, adquirir maior reconhecimento profissional e social.

Durante as décadas de 1940 a 60, a Terapia Ocupacional foi fortemente influenciada pelo Movimento Internacional de Reabilitação, nascido de uma necessidade da população de atendimentos em especial na área das disfunções físicas. Foi um período de intensas transformações na área da saúde, como se pode observar pelo texto, a seguir, de Mosey.

À medida que diminuía a massa de veteranos incapacitados, grupos preocupados com um grande número de condições incapacitadoras procuravam reabilitação. Foram estabelecidos programas especiais de acordo com as categorias de doença.

Valores, idéias e atividades relativas ao incapacitado foram alterados concomitantemente ao movimento de reabilitação. Por exemplo: foi dada ênfase à movimentação precoce e exercícios de recondicionamento; materiais novos e experimentação levaram a aparelhos protéticos e ortopédicos melhores e adaptados ao indivíduo; foram desenvolvidas novas técnicas, graças ao conhecimento maior do sistema neuromuscular; orientação psicossocial e o treinamento vocacional foram considerados uma parte significativa da reabilitação. Pessoas interessadas em psiquiatria começaram a formulação da teoria de que a doença mental surgia de relações interpessoais errôneas. As portas dos hospitais foram abertas. As drogas começaram a ser usadas quase universalmente na assistência a pacientes psiquiátricos. Havia muita exploração de formas mais novas e breves de terapia. As pessoas começaram a reconhecer que a comunidade era importante [...]

Juntamente com outros grupos profissionais emergentes, a terapia ocupacional associou-se ao movimento de reabilitação.[...]

A base teórica usada conscientemente pelo terapeuta ocupacional durante esse período era, na melhor das hipóteses, embriônica. A ênfase estava na técnica mais do que na teoria. (1979, pp. 48-9)

Essas informações são muito relevantes para a compreensão da história da Terapia Ocupacional no Brasil, pois foi justamente nesse período que se constituíram os primeiros cursos de formação de terapeutas ocupacionais no país.

A Terapia Ocupacional no Brasil

As primeiras instituições brasileiras que atendiam pessoas com incapacidades físicas, sensoriais ou mentais foram criadas a partir da segunda metade do século XIX. Os estados do Rio de Janeiro, São Paulo e Minas Gerais foram os pioneiros, com a fundação de hospitais (especializados em atender deficientes visuais e auditivos e doentes mentais) e de escolas especializadas para deficientes mentais, como: o Imperial Instituto dos Meninos Cegos e o Imperial Instituto dos Surdos-Mudos (RJ), Asilo Provisório de Alienados e o Instituto Padre Chico (SP). Muitos desses hospitais, fundados naquele tempo, existem até os dias atuais.

Na história da utilização das ocupações como forma de tratamento no Brasil, é importante a referência à vinda da família real portuguesa (século XIX), que deu impulso à reestruturação psiquiátrica, principalmente depois da Independência. A utilização do trabalho como forma de tratamento, no Brasil, iniciou-se com a fundação do Hospício D. Pedro II em 1852, no Rio de Janeiro.

Em 1898 iniciou-se o funcionamento do Hospital do Juqueri, atualmente chamado de Hospital Franco da Rocha, num terreno de 1.400 alqueires próximo à cidade de São Paulo, para atender os doentes mentais de todo o país. Franco da Rocha e Pacheco e Silva lá introduziram o tratamento pelo trabalho intitulado "praxiterapia". O Hospital do Juqueri chegou a ter mais de mil pacientes internados, sendo que a principal atividade desenvolvida pelos pacientes era de cunho rural, destacando-se a agropecuária, cuja produção não apenas supria as necessidades da própria instituição, como era comercializada.

No início do século XX, surgiram novos trabalhos baseados nas ocupações, como a Colônia Juliano Moreira e o Serviço de Terapia Ocupacional em Engenho de Dentro, com Nise da Silveira, no Rio Janeiro. A forma de tratamento era pela ocupação dos pacientes internados, em atividades rurais ou oficinas, como as de ferraria, mecânica, elétrica, marcenaria, entre outras, propostas pelos médicos e acompanhadas pela equipe de enfermagem. Esse tipo de tratamento, com o uso da ocupação terapêutica, estava baseado no tratamento moral, partindo do princípio de que a organização do ambiente e das ocupações leva à reorganização do comportamento do doente mental.

Em 1929, Henrique de Oliveira Matos redigiu sua tese inaugural da cadeira de Psiquiatria da Faculdade de Medicina da USP: *Labortherapia nas Affecções Mentaes* – um estudo fundamentado no tratamento moral sobre a terapêutica pelo trabalho desenvolvida no Hospital do Juqueri. Esse trabalho tornou-se o marco inicial da produção científica nacional sobre a terapêutica ocupacional (como era denominado, pelos médicos brasileiros, o tratamento pelas ocupações).

Em 1931, Ulisses Pernambucano introduziu a ocupação terapêutica no Nordeste do Brasil, mediante a criação da Assistência a Psicopatas. Ele propunha uma ação multiprofissional intra e extra-hospitalar, integrando atenção preventiva, curativa e de reabilitação (principalmente trabalho agropecuário). A obra de Simon – *Tratamiento Ocupacional de los enfermos mentales* (tradução espanhola de 1937) – era considerada a base teórica do seu trabalho e leitura obrigatória para todos.

Os programas para incapacitados físicos surgem, no Brasil, apenas na década de 1940, decorrente do Movimento Internacional de Reabilitação. Os órgãos responsáveis pela divulgação e pela implantação de serviços de reabilitação eram entidades governamentais e não-governamentais, como a ONU, a Organização Internacional do Trabalho (OIT) e a Unesco, difundindo leis protecionistas aos deficientes mentais e deficientes físicos e propondo a implantação de programas especiais para essa população.

Enquanto o Movimento de Reabilitação se originava, sobretudo nos países que participaram das duas Grandes Guerras, como conseqüência do aumento significativo de incapacitados físicos, no Brasil havia uma maior preocupação com pacientes crônicos (como os portadores de tuberculose), deficiências congênitas, acidentados no trabalho, de trânsito, domésticos ou por doenças ocupacionais. É nesse contexto que surgem muitos profissionais, como fisioterapeutas e terapeutas ocupacionais.

Com a introdução dos serviços de reabilitação física no Brasil, ocorreram certas mudanças na concepção de saúde vigente, seguindo modelos estrangeiros de reabilitação. Embora em nosso país já houvesse experiências de uso das ocupações com objetivo terapêutico nos manicômios psiquiátricos, houve a implantação dos cursos de formação de Terapia Ocupacional preferencialmente na área da reabilitação física, em especial por influência norte-americana.

A ONU assumiu uma estratégia mais efetiva para a implantação de projetos de reabilitação nos quatro continentes, pela demonstração de técnicas de reabilitação em centros que seriam responsáveis pela realização de atividades, objetivando a formação de profissionais, bem como assistência para a população. Em 1951, a ONU enviou para a América Latina emissários responsáveis por encontrar um local adequado para a implantação de um Centro de Reabilitação.

O Hospital das Clínicas da Faculdade de Medicina da Universidade de São Paulo foi escolhido para a implantação de um Centro de Reabilitação por diversas razões: já existia um setor de recuperação vinculado ao Centro Médico da FMUSP; o Centro Médico e a faculdade eram os únicos classificados como grau A, pela Associação Médica Americana; o Hospital das Clínicas estava ligado à Universidade de São Paulo – centro universitário de renome internacional; situava-se num grande centro urbano-industrial – a cidade de São Paulo – que apresentava uma grande demanda de incapacitados, podendo possibilitar a recolocação profissional dessa população; era apoiado pelo governo local e federal, por intermédio da concessão de espaço físico e recursos financeiros.

Na década de 1940, o Hospital das Clínicas da Faculdade de Medicina da USP já realizava um programa de laborterapia com os pacientes internados, sob os cuidados do Serviço Social, a fim de reduzir os efeitos da hospitalização. Desde 1951, esse hospital já se preocupava com a reabilitação de incapacitados. Os técnicos, na época, eram enviados aos Estados Unidos para estudar técnicas de reabilitação e para trazer ao Brasil novas abordagens. Dentre esses profissionais, pode-se destacar Neyde Hauck, que estudou Terapia Ocupacional na New York University. Ela era assistente social e enfermeira do Hospital das Clínicas.

> Então, nós, do Serviço Social, verificamos que os pacientes tinham problemas de adaptação e ficavam na ociosidade. Aí, começamos a desenvolver um programa de laborterapia com os pacientes: trabalhos manuais, shows, teatro, cinema, inclusive fazíamos festas na enfermaria. (Hauck, 1986:1, apud Soares, 1991, p. 124)

Os técnicos que retornavam iam para a Clínica de Ortopedia e Traumatologia, que havia sido inaugurada em 1953 e onde era desenvolvido um amplo programa de reabilitação. A partir desses programas, começaram a surgir vários cursos de formação técnica, como o de Fisioterapia e de Terapia Ocupacional, que tinham inicialmente um ano de duração.

Encontramos num registro feito por Carvalho, médica assistente do Hospital das Clínicas, informações interessantes sobre a história e características dos serviços de Terapia Ocupacional na década de 1950. A Terapêutica Ocupacional era definida como o "emprego científico de qualquer tipo de ocupação ou trabalho, na reabilitação do incapacitado" (1953, p. 19). Nessa época, já se reconhecia a importância da Terapia Ocupacional na reabilitação e reinserção no trabalho do traumatizado de guerra e reconhecia-se que, financeiramente, melhor seria reabilitar do que manter uma pessoa dependente dos recursos do Estado. O campo da reabilitação era considerado, no início da década de 1950, um dos campos mais recentes da medicina, tendo um potencial elevado para transformar o inválido em mão-de-obra atuante.

Em 1956, a ONU implantou o Instituto Nacional de Reabilitação (INAR), na Clínica de Ortopedia e Traumatologia no Hospital das Clínicas da Faculdade de Medicina da Universidade de São Paulo, que, logo em seguida (1958), passou a se chamar apenas Instituto de Reabilitação (IR); este funcionou até 1968, tendo papel relevante na formação de profissionais da área de reabilitação. O IR tinha duas finalidades: *assistencial*, que consistia no atendimento aos deficientes mediante programas de reabilitação, e *o ensino*, promovendo cursos regulares para a formação de profissionais em diferentes campos da reabilitação (cursos de fisioterapia, terapia ocupacional, órteses e próteses). No início, funcionava com técnicos de que a Clínica de Ortopedia já dispunha; esses técnicos, que tiveram sua formação no exterior, em especial nos Estados Unidos, recebiam bolsa-auxílio da Organização Mundial da Saúde.

De 1956 até 1965, o Instituto de Reabilitação recebeu auxílio técnico internacional, para a preparação de um técnico local que, posteriormente, assumiria o serviço. Dentre os técnicos que vieram ao Brasil, para o Instituto de Reabilitação, estava Elizabeth Eagles, que lá permaneceu durante um ano (1964-65), sendo responsável por tal curso de preparação; após o término do curso, uma pessoa que havia participado dele foi escolhida para ser responsável pela formação de outros profissionais e pela assistência no Instituto de Reabilitação. A profissional escolhida foi Maria Auxiliadora Cursino Ferrari. A terapeuta ocupacional Neyde Hauck era, nesse período, responsável pelo serviço de Terapia Ocupacional da Clínica de Ortopedia e Traumatologia.

Até março de 1963, o IR atendeu 2.402 casos. Desse total, 87,1% eram acometidos por afecções do aparelho locomotor. Contudo, segundo Lopes, o Instituto não se preocupava com a formação dos profissionais com conhecimento mais amplo, mas em cumprir com as exigências da ONU. A formação era restrita e específica das profissões técnicas de reabilitação (eminentemente clínica, referente à sintomatologia, à intervenção médica específica, aos princípios de indicação terapêutica etc.), sendo a Terapia Ocupacional responsável somente por membros superiores e pelas técnicas em atividades de vida diária.

A partir de 1959, iniciou-se a formação de "técnicos de alto padrão" em Fisioterapia e Terapia Ocupacional, por intermédio de um curso com duração de dois anos. Isso veio de maneira a substituir cursos anteriores, como os de formação em serviço oferecidos pelo Sesi em São Paulo, ou mesmo o curso de reabilitação de curta duração oferecido pelo próprio INAR, sob direção do professor Roberto Taliberti. Em 1960 foi inaugurado o curso técnico de órteses, próteses e locomoção de cegos.

Em 1963, deu-se a aprovação do currículo mínimo do curso de Terapia Ocupacional e Fisioterapia da Associação Brasileira Beneficente de Reabilitação (ABBR), do Rio de Janeiro, embora o IR solicitasse a continuação da formação apenas técnica desses profissionais. O currículo foi aprovado com 2.160 horas, para três anos letivos de duração e em nível universitário. Isso representou uma grande conquista para as profissões e o desagrado da classe médica, que não desejava esse tipo de emancipação. A partir de 1964, o curso de Terapia Ocupacional da USP passou a ter duração de três anos. Já nessa época a formação de terapeutas ocupacionais estava muito mais ligada à Reabilitação Física. Somente alguns anos depois é que tiveram início os estágios supervisionados em outras áreas, como o da psiquiatria.

Em 1969, a profissão de Terapia Ocupacional, conjuntamente com a Fisioterapia, foi reconhecida como de nível superior. Nessa mesma época, com o processo de Reforma Universitária, o Instituto de Reabilitação propôs que o IR passasse a ser uma divisão ligada diretamente ao Hospital das Clínicas (HC), e não mais ao Departamento de Ortopedia e Traumatologia. Com isso, as funções de reabilitação e treinamento de pessoal do IR foram se dissolvendo, até sua desativação total, com conseqüente dispersão dos técnicos para outras unidades do HC e para outras instituições.

Dessa forma foram suspensas gradativamente as funções assistenciais do Instituto de Reabilitação, sendo que, a partir de 1960, só restavam as funções de ensino, as quais se tornaram bastante precárias na parte de aplicação, como conseqüência da supressão das atividades práticas do Instituto de Reabilitação. (Alvarenga & Ferrari, 1974:6, in Soares, 1991, p. 161)

Com a extinção do IR, no início da década de 1970, o curso de Terapia Ocupacional da USP foi reformulado e passou a fazer parte da Faculdade de Medicina da Universidade de São Paulo. Em dezembro de 1999, passou a compor o novo Departamento de Fisioterapia, Fonoaudiologia e Terapia Ocupacional, da Faculdade de Medicina da USP.

Atualmente (2001), existem 29 escolas de Terapia Ocupacional no Brasil, sendo: sete na Região Norte/Nordeste (Pará, Maranhão, Ceará, Rio Grande do Norte, Pernambuco, Bahia e Alagoas); duas na Região Centro-Oeste (Mato Grosso do Sul e Goiás); 16 na Região Sudeste (Minas Gerais, São Paulo, Rio de Janeiro e Espírito Santo); quatro na Região Sul (Paraná, Santa Catarina e Rio Grande do Sul).

Assim, embora as características específicas de cada país e de cada cultura tenham dado origem a diferenças históricas relativas à constituição da profissão, dos seus pressupostos teórico-metodológicos e do seu campo de atuação, a década de 1970 pode ser considerada um período emblemático da história da Terapia Ocupacional. Para alguns autores, aquele foi o período de "crise de identidade da profissão"; para muitos, essa crise se perpetua até hoje, sem que a categoria tenha conseguido chegar a um consenso sobre definições, identidade profissional etc.

Entretanto, a busca de definição de funções em relação a outras profissões e de crescimento do espaço profissional no mercado de trabalho acabou por fazer deste um período muito fértil em termos da produção científica inovadora em Terapia Ocupacional. Foi a partir dessa época que se tornaram conhecidos os trabalhos de Fidler & Fidler, Azima & Azima, A. C.

Mosey, A. J. Ayres, M. Reilly, G. Kielhofner, entre outros. No Brasil, grande impulso foi dado à Terapia Ocupacional pelos estudos da terapeuta ocupacional M. J. Benetton – que se dedica, desde a década de 1970, ao desenvolvimento de uma abordagem psicodinâmica em Terapia Ocupacional, e pelo médico Luiz Cerqueira – um dos primeiros defensores da necessidade de modernização da assistência psiquiátrica, pela criação de serviços extra-hospitalares de saúde mental.

A importância da terapia ocupacional está, para nós, no fato de constituir o elo inicial de uma cadeia evolutiva para a comunidade terapêutica, pois razoavelmente colocada, a TO já pode propiciar, em seu nível, a ambientoterapia que nutre e desenvolve todo o processo evolutivo da reabilitação. (Cerqueira, apud Nascimento, 1991, p. 117)

Segundo Nascimento, como decorrência da necessidade de abertura e democratização vivida pela sociedade brasileira desde o final dos anos 1970 e do crescimento dos movimentos sociais, muitos terapeutas ocupacionais brasileiros que trabalhavam na área da saúde mental engajaram-se, no início dos anos 1980, em projetos de transformação institucional e na "luta antimanicomial". Dos muitos eventos realizados nessa época, seguindo o movimento internacional de desinstitucionalização e democratização da assistência psiquiátrica, discutindo as dinâmicas de exclusão, dominação e controle dos doentes mentais nas e pelas instituições manicomiais, desencadearam-se experiências transformadoras em diversas instituições por todo o país. Esse processo vem acontecendo, não sem resistências, pressões e boicotes de grupos conservadores, mas contando com a participação efetiva de muitos terapeutas ocupacionais.

A seguir, procuraremos configurar quais são as tendências atuais do campo da Terapia Ocupacional, a partir da década de 1980.

Perspectivas atuais no campo da Terapia Ocupacional

Historicamente, a profissão sofreu dois processos distintos: um, mediante ocupação dos doentes crônicos em hospitais de longa permanência com base em programas recreativos e/ou laborterápicos; outro pela restauração da capacidade funcional de incapacitados físicos em programas multidisciplinares de reabilitação, sendo que, de modo geral, a prática da Terapia Ocupacional se constituiu sempre vinculada ao uso de atividades, sejam elas de autocuidado, de lazer ou produtivas.

Em seu trabalho de doutoramento, discutindo as perspectivas mais recentes da profissão Terapia Ocupacional no cenário internacional, Lopes refere que a partir da segunda metade da década de 1970, devido ao refluxo da economia capitalista mundial, acentuou-se o processo de redução dos custos da assistência à saúde, especialmente nos Estados Unidos. Nesse processo, foram definidas também medidas de qualidade dos serviços oferecidos, como parâmetros para o corte de recursos. Isso teve reflexos nos mercados de todas as profissões da área da saúde, inclusive da Terapia Ocupacional, e levou a um movimento de crescente pressão para que os terapeutas ocupacionais se tornassem mais pragmáticos, desenvolvendo práticas "comprovadamente eficazes" (enfatizando os aspectos mensuráveis do seu trabalho) e "competentes" (em relação à promoção da melhoria da independência funcional e inserção dos pacientes), para serem mais competitivos no mercado de trabalho.

A prática privada tem crescido em diversos países, como na Grã-Bretanha, nos últimos anos. Contudo, a partir das décadas de 1960 e 70 na América do Norte, da década de 1980 na Inglaterra e um pouco mais recentemente também no Brasil, iniciou-se uma discussão sobre a necessidade de serviços comunitários e de ações de caráter mais preventivo; buscar a prevenção e manutenção da saúde e não só a reabilitação, contrapondo-se à abordagem curativa que predominara até então. Apesar de as políticas governamentais serem francamente favoráveis à redução dos gastos públicos na área da saúde, a redução das internações hospitalares trouxe a necessidade de novos serviços comunitários; isso fez crescer a procura pelo trabalho dos terapeutas ocupacionais e, conseqüentemente, aumentou o número de estudantes e de profissionais, mas ainda há falta deles no mercado de trabalho.

Essa aparente contradição teve conseqüências significativas na Terapia Ocupacional e nas várias formas de olhar e de atuar do terapeuta ocupacional, com diferentes populações. Delineou-se um campo de trabalho em que, atualmente, coexistem serviços altamente baseados em técnicas e tecnologias assistivas, utilizando os últimos avanços científicos e tecnológicos, com trabalhos que se voltam às comunidades mais carentes, buscando incrementar estratégias para a melhoria da qualidade de vida e de saúde dessas populações.

Embora a clientela da Terapia Ocupacional ainda seja constituída, em sua maioria, por aqueles considerados "diferentes" (as pessoas com deficiência, os doentes crônicos, os loucos etc.), novas populações têm sido atendidas por meio de ações inovadoras dos terapeutas ocupacionais, sejam pacientes com quadros clínicos agudos e de recuperação mais rápida, sejam sujeitos em condição de risco pessoal e/ou social.

Continua existindo a necessidade de superar "a estereotipação da profissão, como de baixo *status* profissional, a partir de preconceitos vinculados à composição predominantemente feminina dos terapeutas" (Lopes, 1999, p. 143), de aumentar nossa representatividade dentro das equipes de saúde e de tornar a Terapia Ocupacional mais conhecida socialmente. Persistem as restrições orçamentárias e o fato de que o número limitado de terapeutas ocupacionais no mercado de trabalho levou à criação de uma "pseudoterapia ocupacional", praticada sob diferentes denominações por outros grupos profissionais.

Contudo, cremos que mesmo assim tem ocorrido, de fato, um processo de crescimento e fortalecimento da profissão Terapia Ocupacional. Os próximos capítulos tratarão de algumas das diversas e mais significativas abordagens teórico-práticas existentes no amplo campo da Terapia Ocupacional contemporânea, iniciando-se pela discussão sobre a atividade humana, nosso instrumento ou recurso fundamental de intervenção.

Referências bibliográficas

ARRUDA, E. "Evolução histórica da ocupação como forma de tratamento". In: *Terapêutica ocupacional psiquiátrica*. Rio de Janeiro, 1962, pp. 23-32.

BENETTON, J. *Trilhas associativas – Ampliando recursos na clínica da psicose*. 2ª ed. São Paulo, Diagrama & Texto/Ceto, 1999, 141 pp.

CARVALHO, L. F. "Terapêutica ocupacional". *Revista Paulista de Hospitais*, ano I, vol. I, nº 8, agosto 1953, pp. 19-21.

CERQUEIRA, L. *Pela reabilitação em psiquiatria – da praxiterapia à comunidade terapêutica*. 2ª ed. São Paulo, 1973, pp. 11-30.

GOUBERT, J. P. "O advento da Terapia Ocupacional no meio hospitalar. O caso da França". *Revista de Terapia Ocupacional da USP*, v. 10, nº 2/3, maio/dez. 1999, pp. 36-41.

HOPKINS, H. L. "Uma perspectiva histórica em Terapia Ocupacional". In: HOPKINS, H. L. & SMITH, H. D. *Willard and Spackman's occupational therapy*. 6ª ed. Filadélfia, J. B. Lippincott Company, 1983, 43. pp., apostilado.

KIELHOFNER, G. *Conceptual foundations of occupational therapy*. Filadélfia, F. A. Davis, 1992.

KIELHOFNER, G. & BURKE, J. "A Terapia Ocupacional após 60 anos: um relatório sobre a mudança de identidade e do corpo de conhecimentos". *American Journal of Occupational Therapy*, vol. 31, nº 10, nov./dez. 1977, pp. 75-89, apostilado.

LOPES, R. E. *A formação do terapeuta ocupacional. O currículo: histórico e propostas alternativas*. São Carlos, Universidade Federal de São Carlos, 1991, 215 pp. Dissertação de mestrado – Centro de Educação e Ciências Humanas.

_____. *Cidadania, políticas públicas e Terapia Ocupacional, no contexto das ações de saúde mental e saúde da pessoa portadora de deficiência, no município de São Paulo*. Campinas, Unicamp, 1999, pp. 132-47. Tese de doutorado – Faculdade de Educação.

MÂNGIA, E. F. "Psiquiatria e tratamento moral: o trabalho como ilusão de liberdade". *Revista de Terapia Ocupacional da USP*, v. 8, nº 2/3, maio/dez. 1997, pp. 91-7.

MEDEIROS, M. H. R. *A TO como um saber. Uma abordagem epistemológica e social*. PUC/CAMP, 1989. Dissertação de mestrado, Instituto de Filosofia.

MORAES, W. R. "Cursos para técnicos em fisioterapia e Terapia Ocupacional no INAR". *Revista Paulista de Hospitais*, ano VII, vol. VII, nº 3, mar. 1959, pp. 57-8.

MOSEY, A. C. "Envolvimento no movimento de reabilitação – 1942-1960". In: *Terapia Ocupacional aplicada à saúde mental e psiquiatria* (trabalho traduzido e compilado pelos cursos de graduação em TO da Faculdade de Ciências Médicas de BH e PUC/CAMP), 1979, pp. 47-52, apostilado.

NASCIMENTO, B. A. *Loucura, trabalho e ordem – o uso do trabalho e da ocupação em instituições psiquiátricas*. PUC/SP, 1991, pp. 103-42. Dissertação de mestrado, Ciências Sociais.

O'SULLIVAN, E. N. M. *Textbook of occupational therapy – with chief reference to psychological medicine*. Nova York, Philosophical Library, 1955.

SIMON, Hermann. "Sobre la terapéutica por el trabajo". In: *Tratamiento ocupacional de los enfermos mentales*. 1ª parte, Barcelona, Salvat Ed., 1937, pp. 17-68.

SOARES, Léa B. T. *Terapia Ocupacional – Lógica do capital ou do trabalho?*. São Paulo, Hucitec, 1991, 217 pp.

2
Atividades humanas e
Terapia Ocupacional

Eliane Dias de Castro
Elizabeth M. F. de Araújo Lima
Maria Inês Britto Brunello

Neste capítulo abordar-se-á a questão das atividades no campo da Terapia Ocupacional. Por ser esta uma discussão vasta, optou-se por se iniciar com um breve histórico da utilização de atividades na Terapia Ocupacional brasileira, para, em seguida, apresentar a perspectiva teórico-metodológica com a qual se tem trabalhado e que redimensiona o tema. Por fim, pela relação com a prática que se tem desenvolvido, procurar-se-á ilustrar essa perspectiva e apontar as principais tendências que em nossa época se constelam.

Breve histórico

Embora a Terapia Ocupacional tenha surgido no Brasil no final dos anos 1950 e início dos 60, com a criação do primeiro curso de graduação na USP e o posterior reconhecimento da profissão, encontramos na história da Terapia Ocupacional, já em meados do século XIX e início do XX, referências sobre o "uso terapêutico das ocupações", basicamente sob a orientação de médicos, que eram aqui desenvolvidas principalmente em instituições asilares para doentes mentais. Não é de estranhar; atividades, as mais diversas, são importantes elementos da lógica asilar, desde que a psiquiatria surgiu como um saber médico em relação à loucura, transformando-a em doença mental. Esta era a base do tratamento moral proposto por Pinel, na

França, e os hospitais psiquiátricos brasileiros que surgiram a partir de meados do século XIX procuravam seguir os moldes dessa proposta de intervenção.

No entanto, à medida que concepções biológicas foram se tornando hegemônicas nesse campo, essas práticas entraram em declínio, o que não indica, porém, que as atividades desapareceram do asilo. Segundo Nascimento, em quase todos eles foram mantidas atividades monótonas e repetitivas que, por um lado, serviam de combate à ociosidade e ao vazio provocados pela situação de internação a que estavam submetidos os pacientes e, por outro, auxiliavam na manutenção da própria instituição.

A essa herança do tratamento moral, na psiquiatria, veio somar-se, nos anos 1960, outra forma de compreender e lidar com as atividades no campo da Terapia Ocupacional.[1] Essa outra concepção buscava um reconhecimento científico para a profissão e estava fundamentada no modelo médico e psicológico. Seu desenvolvimento se deu inicialmente nos Estados Unidos, no final dos anos 1940 e durante toda a década de 1950, em conseqüência de uma especialização crescente no campo da ciência e de reformulações teóricas de várias práticas de saúde daí decorrentes. Assim, assiste-se naquele país a uma expansão de técnicas e conhecimentos em reabilitação na área da disfunção física; os terapeutas tornaram-se especialistas no tratamento de certas lesões e precisavam estar habilitados para lidar com adaptações, próteses, exercícios e outros recursos que (re)adaptassem os indivíduos às atividades da vida diária. Durante esse período, o tratamento do paciente psiquiátrico também se modificou: uma ênfase maior passou a ser dada à adaptação do indivíduo ao seu meio social e à tentativa de efetivar um retorno funcional deste à família e à comunidade; além disso, nessa época, foi introduzida a abordagem psicodinâmica na Terapia Ocupacional.

---

1. Segundo Soares, "a Terapia Ocupacional surgiu, basicamente, de dois processos: a ocupação de doentes crônicos em hospitais de longa permanência e a restauração da capacidade funcional dos incapacitados físicos" (1991, p. 139).

Em conseqüência a esse panorama, a formação que se estabeleceu no Brasil visava preparar um profissional com capacidade para definir objetivos e técnicas terapêuticas diferenciadas segundo a patologia do paciente e a especialidade médica à qual estava associado.

Na tentativa de transformar as atividades em instrumento de uma ciência exata, buscou-se, mediante uma análise pormenorizada, pesquisar os componentes de cada ação, sua natureza, sua potencialidade como meio de tratamento, objetivando-se conhecê-la previamente a fim de adaptá-la, graduá-la e indicá-la às pessoas atendidas de acordo com seu diagnóstico ou disfunção.

Por outro lado, quando os terapeutas ocupacionais começaram a atuar nas instituições, encontraram ali práticas e concepções do uso de atividades já determinadas, que estavam comprometidas com a manutenção ideológica desses locais, associadas, muitas vezes, a uma "ocupação" esvaziada de significado e distanciada das necessidades reais dos pacientes.

Vendo as atividades contaminadas por esses resquícios de um tratamento moral ou, muitas vezes, reduzidas a exercícios físicos ou treinos de funções e habilidades, a partir de tarefas monótonas e repetitivas, muitos profissionais buscaram repensar a profissão sobre outras bases teóricas, ideológicas e práticas. Para estes, havia a possibilidade de tomar esse conjunto de práticas e saberes já construídos e acumulados, não para negá-los, mas para reconstruí-los, enfrentando as contradições de uma reformulação e propondo modos de operar e pensar essa atuação que respondessem de forma mais adequada à demanda que a prática e o encontro com os pacientes colocava cotidianamente. Nessa tarefa tomavam como aliados muitos dos autores brasileiros que buscaram aprofundar os estudos sobre a utilização de atividades com objetivos terapêuticos. Osório César, Nise da Silveira e Luís Cerqueira,[2] entre outros, são alguns dos citados como referência nesse processo de retomada do valor das atividades.

Assim, era preciso repensar algumas práticas e concepções a elas vinculadas, que impregnavam as atividades, quaisquer

---

2. Para conhecer mais sobre esses autores, ver Nascimento, 1991.

que fossem, para enxergar nelas novas potencialidades. Era preciso desconstruir aquilo que Nascimento (1990) chamou de "mito da atividade terapêutica", desfazendo a ligação imediata, fácil e ideológica entre atividade e terapeuticidade, para se perguntar sobre que "terapia" queríamos desenvolver. A atividade é, então, questionada como recurso principal da prática da terapia ocupacional, na tentativa de reelaborar este "mito", que estaria encobrindo os reais objetivos e efeitos das ações dos terapeutas ocupacionais.

Novas perspectivas

Concomitantemente a esses fatores presentes no interior do campo da Terapia Ocupacional, ocorria na área da saúde um forte movimento de questionamento crítico do papel dos técnicos nas instituições e populações atendidas, gerando um redimensionamento, nos anos 1970 e 80, do papel do terapeuta ocupacional. De uma prática que muitas vezes era de amortização de conflitos e manutenção do *status quo*, realizando uma reabilitação voltada para a adaptação do sujeito a uma realidade dada ou um modo dominante de existência, o terapeuta ocupacional passa a questionar as condições em que se encontram seus pacientes e o espaço de contradição que ele próprio ocupa, entre uma função terapêutica, de um lado, e uma função de controle social, de outro.

A essa problematização do papel desempenhado pelos profissionais somaram-se dois movimentos no interior das propostas de atenção à saúde que fortaleceram atuações interdisciplinares, bem como produziram novos sentidos para as atividades e para as práticas da Terapia Ocupacional. O primeiro iniciou-se com a organização das pessoas com deficiência e a luta por direitos às mesmas oportunidades de outros cidadãos, assim como pela melhoria das condições de vida e do ambiente em que vivem, o que possibilitou a introdução de novos conceitos e propostas de abordagem desta questão, influenciando assim a atitude dos técnicos e da população em geral. O segundo refere-se às propostas de desinstitucionalização psiquiátrica que introduziram experiências teórico-práticas singulares para lidar com a complexidade das demandas que o trabalho com a psiquiatria exige, contemplando um movimento pelos direitos civis, construindo propostas de transformação concreta da vida dos pacientes e auxiliando na reconstrução plena da cidadania. Esses fatores trouxeram a necessidade de produção de possibilidades concretas a essas populações, garantindo que pessoas que apresentavam problemáticas específicas (físicas, sensoriais, psicológicas, mentais e/ou sociais) fossem incluídas e participassem da vida social numa base igualitária, assegurando a oportunidade de usarem o potencial criativo, artístico e intelectual, de desenvolverem habilidades e de terem acesso a eventos e serviços socioculturais.

Aliada a essa necessidade está uma nova noção de Reabilitação, que tem como sentido a construção dos direitos substanciais (afetivos, relacionais, materiais, habitacionais, produtivos e culturais) dos pacientes e um interesse, de fato, em pesquisar a transformação ocorrida nas dinâmicas sociais, culturais, econômicas dos doentes mentais, dos deficientes e das populações chamadas "excluídas".

É a partir dessa nova perspectiva na história da saúde e das propostas de reabilitação psicossocial que as atividades passam a ser elementos importantes no movimento de desconstrução de uma lógica excludente e alienante. Assim, com esse campo de novas reflexões e experiências desenvolvidas a partir dos anos 1980, criam-se outras formas de ver o corpo em movimento, em ação, em seus "fazeres" cotidianos. Outros sentidos são dados às atividades, que passam a ser vistas e valorizadas como elemento articulador entre o sujeito e sua comunidade, representando, assim, oportunidades de encontro e diálogo entre os diferentes indivíduos da sociedade e possibilitando a emergência de produções significativas e desalienadoras, que envolvem um sujeito inserido em determinado tempo e espaço.

Segundo essas idéias, toda intervenção seria voltada para o indivíduo e seu grupo social, de forma que se pudessem criar condições de bem-estar e autonomia à pessoa que vive à margem, viabilizando a construção social de espaços de vida e de expressão da diversidade.

O compromisso reabilitacional passa a ser, de fato, com o desenvolvimento da vida, no sentido de ser no social, na trama do cotidiano. Há aqui uma mudança de proposta que envolve um redimensionamento das práticas, uma reavaliação do sentido das atividades exercidas por todo cidadão.

Além disso, embora a construção das novas práticas em Terapia Ocupacional estivesse centrada no conjunto das necessidades expressas pelos sujeitos, depara-se, nos anos 1990, com o problema, a ser enfrentado, de reabilitar os espaços vividos – a comunidade e a cidade. É também nesses espaços, além do campo clínico, que se promove o encontro entre recursos e necessidades dos sujeitos em sua relação com o momento e o lugar em que vivem. Nesses espaços de produção e ampliação da rede relacional, ocorrem a transformação e a construção de uma nova realidade, a partir da qual são definidas as possibilidades concretas de aquisição de novos conhecimentos, novas linguagens, de convivência e emancipação sociocultural e de criação de projetos de vida.

Essas novas perspectivas na prática do terapeuta ocupacional distanciam-se de um sentido positivo de ciência para se aproximar de um campo conceitual, cujo paradigma é de superação do modelo médico-psicológico, e envolve uma compreensão de novos valores, uma nova visão que, além de considerar o potencial terapêutico das atividades, opera uma transformação cultural. Há uma mudança significativa do papel do profissional, que passa a ser responsável pela criação de novas possibilidades e novas configurações dessas práticas. Na atualidade, a intervenção do técnico apresenta um compromisso com o potencial de renovação da concepção de saúde, que, quando destituída de qualquer intenção prometéica, passa a entender o sistema vivo como "incompleto, indeterminado, irreversível, sempre marcado pela auto-organização que combina, descombina e recombina a ordem, a desordem, a reorganização".

A saúde passa a ser compreendida não como reparação do dano ou como genérico bem-estar físico-psíquico-social, mas como produção de vida, o que implica uma multiplicidade de intervenções.

Assim, são várias as atividades possíveis, e vastos são seus sentidos. A nova direção da prática da Terapia Ocupacional propõe uma atuação no campo das possibilidades e recursos, de entrada no circuito de trocas sociais: o lúdico, o corpo, a arte, a criação de objetos, os estudos e o conhecimento, a organização dos espaços e o cuidado com o cotidiano, os cuidados pessoais, os passeios, as viagens, as festas, as diversas formas produtivas, a vida cultural, são alguns exemplos de temas que referendam, conectam e agenciam experiências, potencializam a vida, promovem transformações, produzem valor.

Dessa forma, as atividades passaram a constituir na Terapia Ocupacional brasileira um campo prático, de pesquisa e reflexão fecundo, sendo reconhecidas como importante recurso a ser estudado e investigado.

Atividades, vida cotidiana e produções culturais

A partir da contextualização histórica podemos nos aproximar de alguns aspectos específicos das práticas contemporâneas em Terapia Ocupacional, e apontar fatores intrínsecos ao processo de realização de atividades nos atendimentos de pessoas neste campo. Aqui a atividade humana é considerada o elemento centralizador e orientador na construção complexa e contextualizada do processo terapêutico (Folder do Curso de Terapia Ocupacional da USP, 1997).

As atividades humanas são constituídas por um conjunto de ações que apresentam qualidades, demandam capacidades, materialidade e estabelecem mecanismos internos para sua realização. Elas podem ser desdobradas em etapas, configurando um processo na experiência da vida real do sujeito. A linguagem da ação é um dos muitos modos de conhecer a si mesmo, de conhecer o outro, o mundo, o espaço e o tempo em que vivemos, e a nossa cultura. Ela se apresenta como uma experiência organizada em estruturas definidas cujas bases referem-se à realidade do homem como ser social e ao seu relacionamento com seu "em torno" material. O que se estabelece no decorrer da realização de atividades em Terapia Ocupacional é um campo de experimentação, no qual se instala um processo dinâmico, caracterizado como o fio condutor de uma história peculiar, que se constrói na relação terapêutica, a cada momento ou situação, de modo sempre singular. São elas que darão forma e estrutura ao fazer dos sujeitos atendidos, estabelecendo um sistema de relações que envolve a construção da qualidade de vida cotidiana.

A qualidade de vida envolve a percepção subjetiva dos indivíduos sobre seu bem-estar e suas condições de vida. Envolve também o trabalho para uma organização coletiva na estruturação dos direitos e na construção da cidadania da população atendida nesse campo. Ela é pessoal e coletiva. Por isso são valorizados momentos de atenção individual e grupal com a finalidade de potencializar a comunicação, a troca de informações e a participação dos sujeitos no mundo. Isso significa constituir um trabalho gradual, artesanal, de desconstrução e enfrentamento de problemas e de recomposição e ressignificação dos projetos de vida, buscando novas formas de conhecimento, de relacionamento e de ação sobre o mundo. Nesse âmbito trabalha-se com o conceito de produção de vida, de sociabilidade, de utilização de formas coletivas de convivência, solidariedade e afetividade.

A vida se mostra como um leque de ações rotineiras, o que faz com que associemos ao conceito de bem-estar um vasto campo de atividades humanas no qual as necessidades parecem estar imbricadas numa rede multifacetada de extrema complexidade e dependente de uma série de vivências culturais e sociais.

Nesse conjunto de ações não podemos deixar de lado nem a realidade exterior nem tampouco a psíquica, pois as necessidades humanas estão relacionadas tanto às questões básicas e concretas de existência – incluindo, aqui, alimentação, moradia, educação, saúde, transporte, trabalho, lazer, segurança etc. –, quanto à subjetividade inerente ao homem –, como o gosto pela vida, a percepção de seu estado de bem-estar e prazer, a satisfação e o envolvimento emocional com pessoas e atividades, o propósito de vida e felicidade. Inclui-se aqui também a sua participação social, as oportunidade de trabalho significativo e a realização de talentos e habilidades pessoais. Em suma, toda tentativa de dimensionar o significado de qualidade de vida deve tomar cuidado para não reduzi-lo apenas às condições materiais da existência, mas considerá-las sempre na sua plenitude do que significa a vida.

A construção da qualidade da vida cotidiana refere-se à transformação concreta da realidade. Está ligada às atividades de autocuidado e manutenção da vida, visando satisfazer as exigências e necessidades dos sujeitos, e pode ser pensada nas várias esferas que compõem a consistência vital, o cotidiano de qualquer pessoa. A vida cotidiana é vista como o pano de fundo, a linha de referência pela qual podemos nos orientar. Para

Certau, o cotidiano é aquilo que é dado a cada dia. São as atividades e questões rotineiras que compõem os acontecimentos diários da vida dos indivíduos. E como nos diz Heller, é a vida de todos os dias, e de todos os homens; é o mundo da rotina em que a repetição das atividades permite a recriação permanente da vida social. Para a autora, o homem nasce inserido em sua cotidianidade e aprende no grupo os elementos desta, que comunicam constantemente os valores de seu grupo social mais amplo. Ou seja, a vida cotidiana é a verdadeira essência da substância social. E isso só se constitui porque ela se apresenta como um mundo intersubjetivo, um universo cuja participação ocorre com outros homens. A vida é uma rede de trocas e de relações humanas, portanto aí o cotidiano se forma e é produzido.

Devemos, logo, ser sensíveis a essa ambiência, a esse contorno e contexto no qual o indivíduo se move, à complexidade que determina as formas de vida que aí vão se desenrolando ou que aí estão aprisionadas. Os acontecimentos cotidianos marcam a passagem do tempo, dão consistência à experiência existencial e a singularizam.

As atividades auxiliam no trabalho de organização e cuidado do cotidiano, chegando mesmo a apresentar a função de sua estruturação, e ao mesmo tempo favorecem uma instrumentalização técnica dos sujeitos, capacitam para a vida, configuram-se como redes de sustentação para a construção da autonomia e da independência, promovendo a convivência e a contextualização do sujeito na cultura e na sociedade.

Na Terapia Ocupacional, as atividades possibilitam a cada um "ser reconhecido e se reconhecer por outros fazeres"; elas permitem conhecer a história de vida dos sujeitos. A partir do encontro inicial entre terapeutas e pacientes estabelece-se um resgate biográfico no campo das atividades, no qual se descobrem interesses, habilidades e potencialidades que delineiam caminhos possíveis no rol das atividades e produções humanas. No desencadear dos encontros um novo vínculo e um novo conhecimento se constelam. A história pessoal é contada aos poucos, e nesse acompanhamento e nessa escuta é possível mapear também necessidades e possibilidades que estabelecerão um conjunto de práticas centradas no fazer humano, que poderão ser realizadas individualmente ou em grupo. Essas práticas visam à conquista da independência e à organização de um cotidiano potencializado e vivificado, no sentido da construção do bem-estar pessoal e do empreendimento de lutas para tudo o que implica a construção da qualidade de vida, aqui entendida como campo de possibilidade concreta de acesso às condições de preservação humana, da natureza e do meio ambiente.

A pessoa que realiza atividades, em seu processo de concentração para a ação, tem a possibilidade de reunir fragmentos de suas experiências e transformá-los em novos elementos, ampliando sua vida prática e concreta e complementando-a com conteúdos pessoais. Na atenção em Terapia Ocupacional, há a necessidade de resgatarmos a unidade nas atividades dos sujeitos, um fator fundamental nos processos de restabelecimento da saúde, pois é também por meio de atividades que podemos estimular o organismo e ativar um novo potencial de vida. Promovendo, pela ação e pelo fazer, a retomada da unidade interna da natureza humana, a realização de atividades permite aos sujeitos reunirem fragmentos que a época da especialização, do mecanicismo e do isolamento nos impõe.

A proposição de uma atividade denota o quadro de uma estrutura – a estrutura de um estado de coisas. A unidade de uma proposição é a mesma espécie de unidade que caracteriza um objeto, que apresenta uma narrativa, que compõe uma cena, não importa quantos itens sejam distinguíveis em seu interior.

A realização de atividades procede da experiência vivida, fornece experiências e vivências, ampliando esses campos, e permite aos sujeitos agirem sobre seu próprio meio. Mediante as atividades podemos mergulhar na significação dos gestos e das ações e estabelecer relação com aspectos materiais. Esse fazer está ligado também aos valores espirituais de sujeitos e grupos e pode representar o processo cultural de um grupo social, apresentando-se como um fator ativo de organização social.

O ato de realizar atividades promove mudança de atitudes, pensamentos e sentimentos; restabelece, de maneira sutil, o equilíbrio emocional e atua na estruturação da relação tempo-espaço. É um fenômeno de envolvimento orgânico e é, também, um mecanismo orientador profundamente relacionado ao processo real de percepção, pensamento, sentimento, intuição e ação.

As atividades atuam como outra forma de dizer da condição humana, de apresentar um compromisso real com a existência, de promover trocas sociais e de romper com o isolamento e a invalidação dos sujeitos. Simultaneamente a esses aspectos, ao realizar uma atividade o indivíduo adentra o campo lingüístico e cultural, abrindo com isso um caminho de humanização. O estudo das atividades nos propõe o contato com a história da civilização humana e identifica para nós um campo de valores, anseios e buscas que ocorrem segundo as experiências culturais e a vida social.

Oliver Sacks esclarece sobre a intricada trama que se estabelece nesse contexto quando afirma que nada é mais prodigioso, ou mais digno de celebração, do que algo que liberta as capacidades de uma pessoa e lhe permite crescer e pensar, que cria a possibilidade da atividade produtiva, construtiva, à luz de objetivos formulados. Para ele, conteúdos em estados embrionários são processos fundamentais que se apresentam como progressos em todo o ser do sujeito e podem ser atribuídos à aquisição de um sistema de linguagem e de participação na vida sociocultural.

Assim temos que as atividades se estruturam e se reestruturam em razão de projetos específicos. Os materiais, as técnicas, os procedimentos e as metodologias de ensino de cada atividade apresentam especificidades, mas seus princípios ordenadores são análogos. Toda ação pode ser praticada como arte, como ofício ou como obrigação. Em qualquer atividade é possível tomar a técnica mais básica e simples, modificá-la e personalizá-la até transformá-la em algo que motive o fazer e crie possibilidades de percepção de como fazemos, engendrando curiosidade, interesses e prazer em resolver qualquer desafio com envolvimento, estabelecendo relacionamentos diretos, pessoais e interativos – aqui a importância do terapeuta ocupacional como facilitador desse processo – que fornecerão a ligação entre conhecimento, possibilidades e ação. Ritmos, intensidades, habilidades, condensação de informações e vivências, imagens e emoções, entre outros conteúdos, podem ser trabalhados nessa estrutura.

Tomemos, para pensar de forma mais pontual, algumas esferas da vida, como as produções culturais, que envolvem aspectos complexos relacionados à formação do conhecimento humano, à construção de linguagens para enriquecer a comunicação humana, a vida criativa, o trabalho, as necessidades produtivas e a construção do lazer. Entretanto, não podemos perder a perspectiva de que o desenvolvimento das produções culturais ocorre no interior da estrutura cotidiana e podem enriquecer a trama de significados encontrados na vida dos sujeitos.

Nesse âmbito, as atividades lúdicas, expressivas e artísticas apresentam possibilidades diversificadas de experiências para o sujeito, que podem transformar, por meio da imaginação, elementos da realidade numa nova configuração. Narrativas, jogos, construção de objetos e diversificadas produções são elementos que podem ser compartilhados e participam, em essência, dos relacionamentos que usamos ao tecer a intricada teia do significado que é a "tessitura real da vida humana", facilitadores da criação de uma nova realidade.

As atividades expressivas e artísticas possibilitam a recomposição de universos de subjetivação e de ressingularização dos sujeitos, pois elas se constituem em linguagens de estrutura flexível e plástica, que permitem compartilhar experiências e facilitam a comunicação entre as pessoas, sobretudo quando a linguagem comum é insuficiente para exteriorizar vivências singulares. O desenvolvimento do fazer artístico proporciona a criação de objetos e obras que serão "criação sobre o mundo real", bem como ele é potencializador da experiência de uma nova realidade que fornece ao próprio viver um sentido de vivências do criativo. As atividades artísticas ocorrem dentro de limites amplos, verdadeiros universos nos quais o corpo e diversos materiais plásticos oferecem possibilidades para o processo de criação fluir, e proporcionam uma experiência de transformação: dos materiais, da natureza, de si mesmo, do cotidiano e das relações interpessoais. O prazer da forma cria caminhos para o outro. Nesse contexto, instaura-se um estado de criação permanente, desenvolve-se a possibilidade de reformulação da própria existência, dentro de uma processualidade própria, em que o fundamental é a comunicação e o diálogo com novas formas e configurações.

Em propostas como a desenvolvida no Programa Permanente de Composições Artísticas e Terapia Ocupacional do

Curso de Terapia Ocupacional – Pacto da USP,[3] a participação em atividades corporais e artísticas, que têm um lugar na cultura, como prática social, e a seriedade no acompanhamento de um trabalho de criação e de exploração de novas vias existenciais propiciam a inclusão do indivíduo em grupos e redimensionam a intervenção em saúde, possibilitando aos sujeitos reconectarem necessidades concretas a aspectos globais do seu desenvolvimento e à produção de uma saúde dinâmica, complexa, indeterminada.

Nesse campo é fundamental o cuidado com os produtos, porque há uma forte identificação da pessoa com sua produção e, simultaneamente, para que estes adquiram significações coletivas e se articulem a uma rede de sustentação, fazendo sentido para alguém ou para um grupo, podendo vir a criar novos territórios de trânsito e troca com as formas vigentes e as que vão sendo engendradas. Promover exposições, festas, participação em eventos, feiras, enfim, experiências em espaços de maior liberdade e trânsito social, permite a construção de um novo cotidiano e auxilia na transformação cultural, chegando a tocar a questão de inclusão no campo da troca de valores na rede social. Essas situações produzem efeitos nos expositores e no público, transformando as relações entre eles e redimensionando o trabalho nos grupos de atividades em que as produções artísticas são realizadas. Processo e produto passam, nesse contexto, a formar uma unidade de sentido.

A questão relativa ao produto das atividades é, também, fundamental quando se considera a atuação do terapeuta ocupacional na esfera da vida de produção. Sabemos que este é um desafio atual na prática do terapeuta ocupacional, que, confrontado com a vida concreta dos usuários e chamado a criar novas condições de inclusão social e novas respostas às necessidades que se apresentam nas diversas esferas da vida, não poderia se furtar a enfrentar a difícil questão do trabalho no mundo contemporâneo e buscar alternativas de inserção, nessa esfera da vida social, para indivíduos que estão dela excluídos.

---

3. Para conhecer mais sobre esse programa, ver Canguçu et al., 2001.

Para responder a essa demanda é preciso, em primeiro lugar, se perguntar que sentido o trabalho tem para determinado indivíduo; e se o movimento para inseri-lo em alguma atividade produtiva responde a uma exigência social de normatização, ou se representa o exercício de um direito e a ampliação e fortalecimento das redes de troca com o corpo social. É preciso, além disso, afirmar o caráter econômico do trabalho produtivo, de valores de troca, sua inserção na trama social, aceitando a terapeuticidade como efeito secundário. Trabalho para quem deseja ou precisa trabalhar.

Várias propostas de recolocar o trabalho no interior das práticas em reabilitação são hoje desenvolvidas no Brasil. Uma dessas propostas concretizou-se na formação de "frentes de trabalho", "grupos produtivos" e "cooperativas", modalidades de intervenção desenvolvidas de forma pioneira pelo Programa de Saúde Mental de Santos, a partir de 1990. Essa experiência propunha um trabalho desenvolvido grupalmente, visando possibilitar o exercício da autonomia e da solidariedade. Neste sentido as atividades produtivas a serem desenvolvidas eram escolhidas a partir da interação entre três fatores: a escuta das necessidades e possibilidades dos usuários, as brechas do mercado e as possibilidades de se levantar recursos para sua implantação. Buscava-se produzir bens e serviços em quantidade e qualidade suficientes para a sobrevivência no mercado e, ao mesmo tempo, respeitar os ritmos diferentes de cada um e valorizar suas capacidades e saberes, na construção de uma relação de trabalho mais saudável, singularizada e autogerida.

Por fim, é preciso inserir essa discussão num espectro mais amplo e pensar essas práticas no atual mundo do trabalho e do mercado, como nos propõe Fernando Kinker: o trabalho, tal como organizado nas sociedades capitalistas, é algo a ser discutido, questionado ou reinventado, pela sociedade como um todo. Experiências como a citada aqui podem, inclusive, desembocar na invenção de novas formas de produtividade e de outra relação subjetiva com o trabalho. Que pese o significado que têm, para cada um de nós, nossas produções, sua trajetória em um coletivo, seu valor de troca e de intervenção no universo cultural e social do qual fazemos parte.

Repensar o trabalho nos coloca a premência de também reinventar o lazer e as práticas a ele vinculadas e redimensionar a relação entre essas esferas, levando em conta as configurações contemporâneas.[4] Ao lado da construção de alternativas que viabilizem o exercício do "direito ao trabalho", é preciso afirmar o "direito ao lazer". No entanto, em nossa sociedade a valorização do tempo da produção, para determinados grupos sociais, é acompanhada de uma desvalorização do tempo livre, muitas vezes confundido com desinvestimento e abandono.

Reconhecemos esse desinvestimento no tempo da aposentadoria e no tempo longo que muitas vezes constitui os fins de semana e as férias dos usuários de serviços de saúde. Esse vazio de sentido é agravado pela escassez de espaços de encontro e sociabilidade, em especial nas grandes cidades, nas quais, nos últimos anos, "o espaço público vem se constituindo em um espaço inimigo, ou, na melhor das hipóteses, numa terra de ninguém" (Lima & Pasetchny, 1998, p. 38).

Dessa forma, é preciso criar espaços de lazer e sociabilidade, tais como os grupos de saída, os lanches coletivos, as festas, as viagens, as visitas a espaços públicos da cidade. Por outro lado, não podemos confundir essas atividades com uma forma de encobrir a exclusão e o desemprego, nem com a ocupação de um tempo sem significado. O tempo do lazer é um tempo amplo que compreende escolhas e preparação, mas também surpresa, mobilização e transformação. Trata-se, em suma, de abrir-se ao tempo, abrir-se ao acontecimento.

O sentido fundamental das atividades é ampliar o viver e torná-lo mais intenso, nunca diminuí-lo ou esvaziá-lo. Elas nos enriquecem, nos permitem reestruturar a experiência em níveis de consciência sempre mais integrados, tornando nossa compreensão mais abrangente, intensificando, assim, o sentimento da vida. Elas abrem um campo de aquisições, habilitações e prevenções e podem operar como fatores de fortalecimento nos processos de potencialização da inclusão sociocultural. Cada atividade realizada dá origem a novas proposições, e nesse sen-

---

4. Sabemos que a divisão entre tempo da produção, tempo do lazer e tempo da criação está prestes a se dissolver, o que pode ser percebido pela crescente valorização de certo "ócio criativo" e pelo deslocamento do espaço da produção de valor, que passa hoje a cobrir um campo cada vez mais amplo de atividades sociais.

tido é preciso entendê-las como altamente integradoras de outros campos das atividades das pessoas.

Considerações finais

As atividades são sempre produções do universo cultural humano, são produzidas, realizadas e significadas num campo cultural. A noção de cultura é central para esse campo. É, portanto, num "caldeirão cultural"[5] que se delineia o território de produção subjetiva e da inclusão social – espaço de produção e ampliação da rede relacional num terreno social contraditório. Por um lado, ele exige a presença de um técnico, nesse caso o terapeuta ocupacional, exercendo um papel de interlocutor dos sujeitos, mediador entre as instituições, os projetos e a singularidade dos sujeitos, e, por outro, apresenta possibilidades de aquisição de novos conhecimentos, novas linguagens, novas culturas e práticas para constituírem os projetos de vida.

As atividades, por sua inserção no tempo e no espaço, trazem a possibilidade de concretizar e dar forma a essa conexão entre o sujeito e seu ambiente, atuando em oposição ao processo de exclusão. No panorama atual, no qual em algumas instituições o muro concreto foi superado, as atividades são o instrumento para a superação dos muros simbólicos, ferramentas para estabelecer uma via de dupla mão: trazer para as populações excluídas o que se produz no panorama cultural contemporâneo e incluir nesse panorama aquilo que essas populações produzem.

Pelas atividades é possível a criação de novas possibilidades e finalidades na intervenção; garantir formas múltiplas de ação e expressão e novas formas de vida. Múltiplas são as atividades e ampla a trama de significados e sentidos que nos apresentam. Na Terapia Ocupacional, as atividades são recursos que proporcionam um conhecimento e uma experiência que auxiliam na transformação de rotinas e ordens estabelecidas e oferecem às pessoas instrumentos que sejam para seu

---

5. Expressão utilizada por Kagan para expressar as diversas manifestações relacionadas com a cultura.

próprio uso, ampliando a comunicação, permitindo crescimento pessoal, autonomia, interação social e inclusão cultural.

O acompanhamento na realização de atividades fornece o entendimento da diversidade entre os sujeitos, das múltiplas experiências possíveis, de diferentes concepções de mundo e, principalmente, das rupturas ocasionadas pelos estados clínicos ou pela exclusão social. A partir da realização de atividades é possível completar experiências que ficaram destituídas de sentido e significado ou criar novos sentidos e significados para as experiências vividas e, mais ainda, esse fazer permite acessar também o inconsciente. Na intervenção desse profissional pode-se restaurar ou instaurar vivências de processualidade e, com isso, auxiliar no processo de compreensão de padrões de vivências que precisam ser completadas e integradas plenamente na experiência de vida dos sujeitos. A eficiência deste instrumento e dessa atuação profissional reside essencialmente na capacidade de promover rupturas ativas, processuais, no conjunto de experiências vividas e nas tramas significacionais, a partir do que é possível introduzir novos universos de referência, uma nova processualidade que apontará novas configurações na construção da saúde.

Assim, nessa nova perspectiva de atuação que compreende a conexão de espaços diferentes, sujeitos diferentes, projetos singulares e a aproximação de culturas diversas, é que se pode recolocar em questão as atividades em Terapia Ocupacional. Não se trata de construir modelos, receitas, bulas, indicações de atividades, mas de construir com cada paciente, junto com ele, uma trajetória singular, um projeto de vida, uma forma de sair das malhas aprisionantes de uma vida relegada a espaços muito restritos e estreitos. Trata-se de ampliar a vida, buscar interlocuções, conexões, favorecer encontros, possibilitar trânsitos novos, empreender um conjunto de ações que se tornarão uma nova "ponte" de interação do sujeito com a época e o local no qual vive, configurando, assim, a partir das atividades, uma nova entrada social.

Esse conjunto de fatores constitui os objetivos da Terapia Ocupacional no atendimento dos sujeitos e será sempre complementado pela particularidade do conjunto de necessidades expressas pelo momento pessoal e pela história de vida de cada um, associadas à necessária reconstituição de uma multiplicidade de ações para a construção da saúde.

Referências bibliográficas

BENETTON, M. J. *A Terapia Ocupacional como instrumento nas ações de saúde mental*. Campinas, Programa de Estudos Pós-Graduados em Saúde Mental da Faculdade de Ciências Médicas da Unicamp, 1994, 190 pp. Tese de doutorado.

BRUNELLO, M. I. B. *Ser lúdico: promovendo a qualidade de vida na infância com deficiência*. São Paulo, Ipusp, 2001, 215 pp. Tese de doutorado.

CANGUÇU, D. F. et al. "O Programa Permanente Composições Artísticas e Terapia Ocupacional: uma proposta de atenção na interface Arte-Saúde". *Revista de Terapia Ocupacional da USP*, 2001, no prelo.

CARVALHO, E. A. et al. *Ética, solidariedade e complexidade*. São Paulo, Palas Athena, 1998, 77 pp.

CASTEL, R. "La contradizione psichiatrica". In: BASAGLIA, Franca & BASAGLIA, Franco. *Crimini di pace: ricerche sugli intellettuali e sui tecnici come addetti all'oppressione*. Turim, Einaudi Editore, 1975, 451 pp.

CASTRO, E. *Atividades artísticas e Terapia Ocupacional: criação de linguagens e inclusão social*. São Paulo, ECA/USP, 2001, 327 pp. Tese de doutorado.

_____. "Arte, corpo e Terapia Ocupacional: aproximações, intersecções e desdobramento". *Revista de Terapia Ocupacional da USP*, 11(1): 7-12, 2000.

CERTAU, M. *A invenção do cotidiano*. Petrópolis, Vozes, 1998, 320 pp.

Folder de Apresentação do Curso de Terapia Ocupacional da USP. Departamento de Fisioterapia, Fonoaudiologia e Terapia Ocupacional da FMUSP. Publicação própria, 1997.

HELLER, A. *O cotidiano e a história*. Rio de Janeiro, Paz e Terra, 1995, 164 pp.

HOPKINS, H. L. "Uma perspectiva histórica em Terapia Ocupacional". In: HOPKINS, H. L. & SMITH, H. D. *Wiliiard and Spackman's occupational therapy*. Trad. Jussara Pinto. Filadélfia, J. B. Lippincot, 1984, 43 pp.

KAGAN, M. "El arte en el sistema de la actividad humana". In: *Estetica, selección de lecturas*. Havana, Editorial Pueblo y Educación, 1987, 157 pp.

KINKER, F. S. "Trabalho como produção de vida". *Revista de Terapia Ocupacional da USP*, 8(1):42-7, 1997.

LIMA, E. A. *Clínica e criação: a utilização de atividades em instituições de saúde mental*. São Paulo, Programa de Estudos Pós-Graduados em Psicologia Clínica da PUC/SP, 1997, 201 pp. Dissertação de mestrado.

_____. "Terapia Ocupacional: um território de fronteira?" *Revista de Terapia Ocupacional da USP*, 8(2-3): 98-101, 1998.

LIMA, L. J. C. & PASETCHNY, N. "Atividades em grupo: uma alternativa para inclusão social na terceira idade". *Revista de Terapia Ocupacional da USP*, 9(1): 37-42, 1998.

NASCIMENTO, Beatriz Ambrósio. "O mito da atividade terapêutica". *Revista de Terapia Ocupacional da USP*, 1(1): 17-21, 1990.

_____. *Loucura, trabalho e ordem: o uso do trabalho e da ocupação em instituições psiquiátricas*. São Paulo, Programa de Estudos Pós-Graduados em Ciências Sociais da PUC-SP, 1991, 160 pp. Dissertação de mestrado.

NICÁCIO, M. F. *O processo de transformação da saúde mental em Santos: desconstrução de saberes, instituições e cultura*. São Paulo, PUC, 1994, 193 pp. Dissertação de mestrado.

SARACENO, B. *La fine dell'intrattenimento. Manuale di Riabilitazione Psichiatrica*. Roma, Grandi Opere, 1995, 132 pp.

SOARES, L. B. T. *Terapia Ocupacional: lógica do capital ou do trabalho?* São Paulo, Hucitec, 1991, 138 pp.

SPOSATI, A. (coord.) *Mapa da exclusão / inclusão social da cidade de São Paulo*. São Paulo, Educ, 1996, 172 pp.

TEDESCO, S. "Terapia Ocupacional: produzindo uma clínica de atenção às dependências". *Revista de Terapia Ocupacional da USP*, 2(2): 16-19, 1997.

PARTE II

Correlações Teórico-Práticas em Terapia Ocupacional

Terapia Ocupacional em Saúde Mental: tendências principais e desafios contemporâneos

3

Elisabete Ferreira Mângia
Fernanda Nicácio

Para entender a configuração das tendências práticas e teóricas da Terapia Ocupacional em Saúde Mental é fundamental refletir sobre as estratégias e concepções que constituíram o pensamento psiquiátrico e sua crise contemporânea; os resultados dos investimentos realizados no campo da transformação das instituições psiquiátricas; a emergência da noção de Saúde Mental e, finalmente, reconhecer as novas questões presentes nos processos de superação das instituições asilares e de construção de redes territoriais de atenção em saúde mental e nos percursos de reabilitação.

As proposições da Terapia Ocupacional no campo da Saúde Mental têm acompanhado e respondido às influências e aos desafios de um contexto que envolve, a partir da crítica ao modelo tradicional da institucionalização psiquiátrica e da concepção de doença mental, uma série de deslocamentos no conjunto das proposições e desenvolvimento da capacitação das diversas categorias profissionais que atuam nesse contexto, suas formas de pensar e agir diante das questões colocadas pelas transformações das instituições e políticas de saúde e pela população atendida, especialmente aquela com transtorno mental grave.

A constituição do paradigma da Psiquiatria

A identidade entre loucura e doença mental, que a princípio pode nos parecer tão natural, é, na verdade, uma construção muito recente na história do pensamento ocidental. Autores como Michel Foucault e Robert Castel nos mostram que até o início da Modernidade os loucos não eram considerados doentes, nem faziam parte das preocupações do pensamento médico. O problema representado pela loucura pode ser inicialmente localizado no contexto de uma grave crise social presente na Europa nos séculos XVII e XVIII, e identificado como o problema da desocupação de uma grande população que, expulsa da terra, passou a se condensar nas cidades.

Para responder a esse problema social muitos estados europeus adotaram como medida o confinamento em instituições semijurídicas cuja proposta era a de subordinar a população confinada a uma ética do trabalho vista como capaz de combater a pobreza e a ociosidade. As casas de internamento recolhiam mendigos, deficientes, doentes, velhos, crianças, ou seja, uma gama muito grande de populações, entre elas os loucos, e não estavam orientadas por uma lógica médica, logo, não visavam à cura de loucos, doentes ou deficientes, apenas sua reclusão e subordinação ao trabalho. Em meados do século XVIII, no processo da Revolução Industrial, esse tipo de internamento foi avaliado como erro econômico e as instituições esvaziadas, pois a população passou a ter valor num mercado de trabalho em constituição. O pensamento econômico inaugurado nesse período considerava os pobres essenciais para a produção da riqueza de uma nação, desde que livres no mercado de compra e venda de força de trabalho.

Foi no processo de fechamento dessas instituições que algumas populações, tais como os loucos e doentes, passaram a demandar medidas de outro tipo. Nesse contexto identificamos a organização do hospital moderno e do asilo especialmente destinado ao internamento de loucos, com estruturas e proposições distintas.

É importante assinalar que a definição sobre a necessidade do confinamento dos loucos esteve relacionada a um tipo específico de sensibilidade social e foi justificada pela suposta periculosidade daqueles vistos como loucos e sua evidente incapacidade para o trabalho. Esses elementos, a necessidade de internação e o perigo representado pelo louco são anteriores à configuração da psiquiatria, como a área de especialidade médica, e já estavam presentes no contexto social em que esta disciplina emergiu.

Castel, ao estudar o nascimento da psiquiatria na França, considera que ela e o asilamento psiquiátrico tornaram-se possíveis no âmbito de uma nova partilha do poder de governar os marginalizados na sociedade moderna, para a qual a repressão da loucura ainda é assumida como necessária, mas que não pode ser realizada pelo Poder Judiciário, pois suas manifestações não se configuram como violação do contrato social.[1] A intervenção sobre o louco não se opera mediante uma ação jurídico-policial direta, porém sua gestão se dá baseada em critérios técnico-científicos que estabelecem uma nova relação social com o louco, a relação de tutela. Essa relação indica a impossibilidade de o indivíduo assumir o contrato, ou seja, ser capaz de participar de uma sociedade regida por leis e assujeitar-se aos seus deveres de cidadão, para poder ter respeitados seus direitos. Uma vez incapaz de dedicar-se a intercâmbios racionais, o louco deve ser assistido, mas como escapa das categorizações jurídicas, cabe à filantropia[2] dele se encarregar. Essa foi a forma encontrada para inscrever a loucura na sociedade moderna, a tutelarização substituindo a relação de contratualidade. A medicina pôde realizar essa tarefa, essencial para o funcionamento da sociedade contratual, depois de esgotadas todas as possibilidades de rearranjo dos poderes já constituídos após a queda do poder real, criando assim um novo campo de legitimidade, ao lado da justiça, que, posteriormente, passará a operar no conjunto das práticas modernas de vigilância e disciplinarização.

Essas reflexões nos fazem perceber que a disciplina psiquiátrica ocupa uma região de fronteira em relação ao controle social, e o cuidado e seu desenvolvimento e crise contemporânea estão ligados ao exercício de uma contradição. Assim, refletir

---

1. O que caracteriza a intervenção legal sobre os criminosos e vagabundos.

2. A filantropia é a matriz de toda a política assistencial moderna, auxiliar do jurisdicismo; coloca-se como o último recurso em situações-limites em que o direito de punir não pode ser acionado. Foi a atitude filantrópica de compaixão e paternalismo que caracterizou a postura inicial do alienismo.

sobre o lugar das práticas assistenciais no campo da psiquiatria, sejam elas exercidas por quaisquer profissionais, requer o necessário reconhecimento dessa problemática.

As proposições do tratamento moral como primeira modalidade de intervenção terapêutica

Essa nova forma de gerir a loucura, que configura o que convencionamos denominar de paradigma da psiquiatria, está ancorada num conjunto de fatores indissociáveis: a apreensão da loucura como doença mental; a necessidade do estabelecimento de uma instituição especialmente encarregada de seu internamento – o hospital psiquiátrico; a mudança do sentido do internamento: de medida punitiva e de exclusão para medida de tratamento; a idéia de que o doente mental representa, também, perigo e ameaça para si mesmo e para o grupo social, o que justifica sua internação; o estabelecimento de uma especialidade médica e o desenvolvimento de um corpo de conhecimento necessários para a administração da doença mental – a psiquiatria.

Amplamente conhecidas, tanto na literatura que trata da história da psiquiatria quanto na que trata da história da Terapia Ocupacional, são as trajetórias de Pinel, na França, e Tuke, na Inglaterra, considerados os fundadores da psiquiatria e propositores de seu primeiro modelo de intervenção terapêutica, o tratamento moral. Suas estratégias, como já apontamos, são herdeiras de uma demanda social que exigia a exclusão dos loucos que incomodavam o bom funcionamento social, ao mesmo tempo que desenvolvem um saber que passa a justificar a medida de internação como necessária ao tratamento da doença mental. Em seu momento inicial a psiquiatria ainda não estava ancorada no modelo clínico (anátomo-patológico), característico da medicina moderna, e sim numa concepção social sobre a doença mental e suas causas. Em linhas gerais, o doente mental era visto como alguém que não suportou a pressão ou as influências de seu meio social. Para os primeiros alienistas a doença mental estava relacionada à vida nas cidades e seu excesso de estímulos, e aos efeitos danosos atribuídos ao nascente mundo industrial; assim, seria necessário o isolamento do doente em um meio que pudesse fazê-lo retornar a uma vida mais "natural".

Essa visão social do problema também determinou que a terapêutica empreendida visasse à recondução do doente a um papel socialmente aceito, que no caso da sociedade industrial nascente implicava o desenvolvimento de estratégias que pudessem reconduzir o doente ao desempenho do papel do trabalhador, daí a centralidade adquirida pelo trabalho no interior da prática asilar.

Esse primeiro modelo ainda está presente nas práticas asilares, tendo sido por seu intermédio que a Terapia Ocupacional construiu seu primeiro modelo de intervenção, durante o chamado processo de reemergência do tratamento moral, ocorrido em torno da década de 1920. Nesse período, tanto na Europa como nos Estados Unidos houve, por parte da psiquiatria, a retomada das proposições e valores do tratamento moral, esquecidos ao longo do desenvolvimento da disciplina psiquiátrica que, ao adotar o modelo clínico centrado na localização cerebral das doenças mentais, assumiu uma posição pessimista sobre a possibilidade de tratamento e curas dessas doenças. É também esse o modelo presente nas estratégias desenvolvidas, em termos contemporâneos, pelas perspectivas behavioristas que entendem o tratamento como treino de habilidades e comportamentos não apreendidos no processo de sociabilização primário de pessoas com transtornos mentais e deficientes mentais.

A crise da instituição psiquiátrica

Embora identificadas historicamente como espaços em crise permanentemente e que não cumpriam sua missão de tratamento e cura, as instituições psiquiátricas só passaram a ser alvo de crítica mais efetiva no período que sucedeu as duas grandes guerras mundiais. Nesse contexto foram questionadas por sua baixa eficácia terapêutica e pelo seu alto custo, seus efeitos de violência e exclusão social, tendo sido, em muitos países, comparadas aos campos de concentração.

O cenário do pós-guerra revelou também a necessidade da reparação dos efeitos devastadores da guerra e redefiniu o papel do Estado no asseguramento de direitos antes não reconhecidos. Nesse contexto a saúde foi assumida como direito e foram propostas reformulações na oferta assistencial ao doente mental. Nos chamados processos de reforma da psiquiatria identificamos os elementos que ainda estão presentes nas novas proposições técnicas e teóricas das diferentes disciplinas e campos profissionais que se dedicam ao cuidado dos doentes mentais: a democratização das relações entre equipe e pacientes, o desenvolvimento das terapias de grupo e de família, a necessidade da melhoria das condições de tratamento, o desenvolvimento de novas formas de tratar, o deslocamento da assistência do asilo para serviços na comunidade etc. Os movimentos da Comunidade Terapêutica iniciada na Inglaterra, da Psicoterapia Institucional, na França, posteriormente a Psiquiatria Comunitária ou Preventiva, nos Estados Unidos, e finalmente a Psiquiatria de Setor Francesa, foram marcos importantes nesse processo.

Esses processos tomaram inicialmente como meta a renovação do potencial terapêutico da psiquiatria e a humanização e melhor gestão de suas instituições e identificaram a necessidade de criação de serviços na comunidade.

A trajetória da Psiquiatria reformada desenvolveu na Itália seu estágio mais radical; nesta, diferentemente do ocorrido nos Estados Unidos, França e Inglaterra, colocou-se como tarefa central a desconstrução do hospital psiquiátrico e dos aparatos que o sustentam. Essa nova orientação não mais admite a persistência da internação psiquiátrica asilar e a convivência entre esta e os serviços na comunidade, como vinha acontecendo nos demais processos. Ao propor a desconstrução do manicômio, ela colocou a própria instituição psiquiátrica e seu paradigma em xeque, buscando realizar a utopia de uma sociedade capaz de construir uma nova forma de relação com a loucura.

A psiquiatria preventiva comunitária e a emergência da noção de Saúde Mental

Para muitos autores essas mudanças definiram um deslocamento do objeto de atenção médica da doença para a promoção da saúde e, no caso da psiquiatria, a promoção da saúde mental. Essa mudança foi especialmente importante na configuração da psiquiatria preventiva nos Estados Unidos, que ao identificar doença mental como distúrbio emocional instaurou a crença de que as doenças mentais poderiam ser prevenidas ou detectadas precocemente. Em 1963, o governo norte-americano estabeleceu um Programa Nacional de Saúde Mental, tornado referência para todo o mundo, que definia o abandono das propostas de reformas hospitalares e propunha o alargamento da ação técnica e seu deslocamento para a "Comunidade".

De acordo com essa perspectiva, promover a Saúde Mental implica adaptar e equilibrar as tensões presentes na comunidade, evitando que haja rompimento dos mecanismos de interação considerados adequados. A enfermidade passou a ser detectada mediante noção de crise, entendida como indicador do rompimento do equilíbrio, como momento de desajustamento social. A intervenção deveria ocorrer nos momentos que antecederiam a crise, a fim de evitar a eclosão da enfermidade.

O alargamento do âmbito da intervenção técnica foi acompanhado pela ampliação da competência terapêutica de novos grupos profissionais; enfermeiros, psicólogos, terapeutas ocupacionais, assistentes sociais, entre outros, passaram a dividir funções antes só atribuídas aos médicos e ao mesmo tempo reconhecer novas funções no cenário da assistência.

A idéia de promoção da Saúde Mental redimensionou o campo da intervenção e hoje aparece como um referencial orientador das práticas assistenciais. Para a Terapia Ocupacional essa noção também passou a constituir um importante eixo, e a própria configuração ou divisão em área de intervenção, anteriormente configurada pelo campo psiquiátrico, tende cada vez mais a ser definida mediante a noção de Saúde Mental.

Nessa perspectiva, a saúde mental poderia ser entendida como um campo complexo, "que considera as dimensões psicológicas e sociais da saúde e os fatores psicossociais que determinam saúde e doença" (Saraceno, 1999, p. 145). Ao ser assumida como noção de referência, a Saúde Mental inclui a Psiquiatria e a abordagem biológica como aspectos do grande campo por ela circunscrito, superando a dicotomia entre os modelos biológicos e psicológicos de apreensão do sofrimento psíquico.

Nesse contexto de mudanças é importante destacar o papel especial, no interior dos projetos de transformação institucional, dos referenciais psicanalíticos e psicossociais que passaram a se colocar como alternativas aos modelos biológico e condutivista, articulando novas formas de pensar e agir nos projetos institucionais e de cuidados aos transtornos mentais.

Os percursos da Terapia Ocupacional, da Psiquiatria para a Saúde Mental

Como já assinalamos, é num contexto de mudanças que a Terapia Ocupacional desenvolve seus referenciais. Desses referenciais destacamos dois que se tornaram muito importantes para o campo da saúde mental, e continuam ativos na atualidade: a socioterapia e a psicodinâmica

A perspectiva socioterápica

A Comunidade Terapêutica e a Psicoterapia Institucional, compartilhando o ideal de transformação do ambiente hospitalar em ambiente terapêutico, desenvolveram estratégias orientadas por princípios que mesclaram as abordagens psicossocial e psicanalítica. Como resultado temos a compreensão do sofrimento mental contextualizado no plano das relações pessoais e sociais e a concepção de que é no campo relacional que o sujeito se constitui e readquire sentidos para o viver, sendo esse o campo privilegiado tanto para o processo de tratamento da pessoa como para o processo de transformação das instituições. As abordagens grupais, as terapias individuais, as práticas de sociabilização, o trabalho com famílias, a redefinição dos papéis profissionais dos terapeutas, entre outras estratégias do trabalho institucional, tiveram origem nesses processos recentes.

No Brasil, a influência desses referenciais e sua relação com a Terapia Ocupacional estiveram presentes nas proposições de Luís Cerqueira, que nos anos 1960 e 70 foi um importante defensor da implementação de uma Política de Saúde Mental orientada para o desenvolvimento de serviços na comunidade e para a transformação dos hospitais em Comunidades Terapêuticas, aderindo ao preconizado pela OMS desde 1953. Cerqueira considerava que as ações desenvolvidas pela Terapia Ocupacional poderiam constituir o principal eixo estruturador de mudanças no ambiente e nas práticas institucionais. Nessa perspectiva ele propunha o desenvolvimento de grupos operativos, oficinas, ateliês, e do "clube terapêutico". Recomendava o acompanhamento em Terapia Ocupacional aos pacientes agudos, numa perspectiva praxiterápica. Entendia, ainda, que a Terapia Ocupacional pudesse orientar a personalização dos espaços e o respeito à identidade dos internos, não se configurando como técnica isolada, mas organizadora da dinâmica institucional. Suas idéias ainda se constituem em importantes eixos norteadores dos trabalhos de transformação institucional.

A perspectiva psicodinâmica

Conjuntamente aos deslocamentos mais gerais do paradigma psiquiátrico tradicional e a discussão das Políticas de Saúde Mental, houve a penetração, nesse cenário, especialmente a partir da década de 1960, da cultura psicanalítica, como um saber capaz de superar os limites do pensamento psiquiátrico biológico e normativo e orientar as mudanças institucionais. Sua forma de compreender os fenômenos psíquicos e abordá-los foi lentamente, mesclada ou não com outros referenciais, incorporada nas práticas inovadoras em muitos aspectos: no deslocamento da abordagem biológica para uma compreensão dinâmica, relacional e histórica do sofrimento mental, no agenciamento de práticas psicoterápicas grupais e individuais, na compreensão das dinâmicas institucionais e seu funcionamento.

Na Terapia Ocupacional essa influência se configurou na chamada abordagem psicodinâmica introduzida, nos Estados Unidos, pelas formulações de Gail e Jay Fidler que, apoiados na teoria psicanalítica, definiram a Terapia Ocupacional como um processo de comunicação que se estabelece na relação terapeuta–paciente–atividade. No Brasil, a divulgação e o dimensionamento dessa perspectiva tem ocorrido pelo trabalho desenvolvido por Benetton e colaboradores e trazido importantes contribuições para a Terapia Ocupacional.

Embora reconhecendo as contribuições dos autores da psicodinâmica norte-americana na reconfiguração da Terapia Ocupacional, na importância da utilização de atividades expressivas, no manejo dinâmico das relações dual e grupal, no caráter terapêutico da relação e do processo, Benetton critica o tipo de utilização que os autores faziam das noções psicanalíticas e passa a desenvolver uma metodologia de trabalho atualmente conhecida como "trilhas associativas". Essa metodologia tem como princípios norteadores a concepção de que a dinâmica estabelecida pela tríade terapeuta–paciente–atividade compõe um campo transicional no qual é possível ao paciente, por meio do trabalho associativo com as produções realizadas nos *settings* terapêuticos, construir e reconstruir sua história.

De modo geral a abordagem psicodinâmica contribuiu, em conjunto com outros referenciais, para a construção de aspectos da crítica ao tratamento moral, à ergoterapia e a todas as modalidades de ocupação do tempo ocioso desenvolvidas nos ambientes hospitalares e para a compreensão das violações do EU presentes na situação de confinamento.

Discussões atuais sobre as orientações da terapia ocupacional, no campo da saúde mental, apontam para a necessidade de reflexão sobre importantes questões, das quais destacamos:

- A importância de um novo perfil relacional entre terapeuta–paciente, serviço–usuário que envolva características de parceria e co-participação, em que o terapeuta adota um papel não-diretivo, permitindo que o paciente se aproprie da definição de seu projeto terapêutico.
- A importância do desenvolvimento dos processos terapêuticos nos espaços reais de vida da pessoa e em atividades que lhes sejam significativas e respondam a necessidades presentes no cotidiano.
- A ênfase no desenvolvimento de experiências com pessoas com graves desabilidades ou problemas de integração social como perspectiva privilegiada da constituição da legitimidade das práticas de Terapia Ocupacional.

A Terapia Ocupacional no contexto dos processos de desinstitucionalização

No Brasil convencionou-se denominar de Reforma Psiquiátrica o processo de crítica às instituições asilares e de busca de alternativas de transformação que emergiu no final da década de 1970. É nesse contexto que temos buscado compreender e situar as proposições da atenção em Terapia Ocupacional no campo da Saúde Mental. Tarefa que temos desenvolvido a partir do referencial da desinstitucionalização e em diálogo com as práticas inscritas nos processos de superação das instituições asilares e de produção de novas formas de interagir com as pessoas com a experiência do sofrimento psíquico e em situação de exclusão social.

Na década de 1980, no estado de São Paulo, a implementação da Política Estadual de Saúde Mental enfatizou a assistência extra-hospitalar e o trabalho em equipes multiprofissionais como alternativa ao modelo asilar. Nesse contexto, podem-se verificar dois movimentos importantes: a participação dos terapeutas ocupacionais na transformação das instituições asilares e a inserção nos Ambulatórios de Saúde Mental.

Diversos trabalhos de terapeutas ocupacionais se inscreveram nas experiências de transformação institucional, a exemplo dos projetos realizados no Juqueri e no Instituto de Psiquiatria do Hospital das Clínicas. Pautados na transformação da lógica asilar, eles tomaram como eixos condutores fundamentais: a compreensão do significado da instituição psiquiátrica na organização social, o entendimento do papel dos técnicos como portadores de mandato social e a compreensão sobre a população atendida em Terapia Ocupacional a partir de sua condição de exclusão social e de ausência de direitos. De acordo com essa perspectiva e a partir da ampliação e redimensionamento dos *settings* de Terapia Ocupacional e da noção de atividade, buscava-se construir espaços múltiplos de agregação, expressão e reflexão que viabilizassem a transformação do cotidiano institucional, a superação da condição de objeto das pessoas internadas e da violência como forma de relação.

Esses processos colocaram em cena diversas questões, dentre as quais a laborterapia e as diversas formas de ocupação. A permanência de diferentes práticas de ocupação pelo trabalho, ou simplesmente ocupação nas instituições asilares até os nossos dias, não pode ser analisada como um elemento isolado ou, de forma simplista, como um atraso teórico ou técnico. Práticas que, muitas vezes, são vivenciadas como naturais pelos próprios pacientes: no cotidiano de regras, disciplina e violência das instituições asilares, o trabalho/ocupação se apresenta muitas vezes para o internado como única saída da situação em que se encontra. Entretanto, elas não se constituem numa oposição a essa situação – pelo contrário, a evidenciam, conservando a lógica de controle, sujeição e exclusão da própria instituição.

Nos processos de transformação das instituições asilares, freqüentemente a ocupação se apresenta também como uma resposta à ociosidade. Diferentemente dessa compreensão, a perspectiva institucional de análise revela que o vazio institucional não é produto da falta de ocupação, e, sim, remete ao "processo de institucionalização" e à ausência de intercâmbio, de relações, expressão do "manicômio como lugar zero da troca".

Dessa forma, a superação das diversas formas de ocupação, como práticas consubstanciais à lógica asilar, se inscreve nos processos de transformação e superação das instituições asilares e da relação de "tutela como expropriação dos corpos". Tarefa que permanece absolutamente prioritária na atualidade, compondo os desafios do campo da atenção em terapia ocupacional. As diversas ações de ruptura com o cotidiano asilar agem profundamente nas relações com a pessoa internada se, e quando, possibilitam uma gradual transformação de seu estar no mundo, de reapropriação de si, de sua relação com o processo de adoecimento, de seus vínculos com o mundo, de sua projetualidade, anteriormente anulada e/ou restrita pela internação.

Esse processo implica, dentre outras ações: eliminar os meios de contenção e as formas típicas de controle asilar; romper, de diferentes formas, o isolamento das pessoas internadas; restituir o direito à expressão, à palavra, aos objetos pessoais; criar acolhimento, possibilidade de escuta; produzir possibilidades de grupalização, de invenção de contextos de trocas; possibilitar a produção de novos vínculos, ressignificar a história; compreender e validar afetos, mensagens e produções;

transformar os espaços e as relações cristalizadas; aproximar-se dos familiares, possibilitar relações com o mundo, reativar recursos, restituir direitos, construir aberturas reais e virtuais nos muros, transformar a estática da separação entre o dentro e o fora.

No contexto das práticas desenvolvidas nos Ambulatórios de Saúde Mental, a tarefa principal, daquele período, consistiu no desafio de desenvolver programas multiprofissionais visando atender as pessoas com transtornos mentais graves. Partindo sobretudo das proposições e abordagens psicodinâmicas, alguns terapeutas ocupacionais participaram ativamente da elaboração das diretrizes da Política Estadual de Saúde Mental e da implantação de suas propostas. Em alguns ambulatórios, a implantação dos denominados Programas de Intensidade Máxima (PIM) buscou viabilizar modalidades de intervenção que prescindissem, efetivamente, da internação hospitalar.

Apesar dos diversos obstáculos políticos, institucionais e técnicos que emergiram no curso do processo de concretização das novas orientações e, de forma evidente, interferindo também na atenção em terapia ocupacional, é fundamental destacar que esta atuação foi o marco inicial da construção de uma nova identidade profissional.

As propostas desenvolvidas expressaram um novo perfil relacional entre terapeutas e pacientes, uma nova forma de compreensão da relação paciente–terapeuta–atividade, a relevância da abordagem grupal e do trabalho em equipe. Desta forma, contribuíram para a construção de um novo lugar para a assistência prestada em Terapia Ocupacional nos serviços públicos de atenção psiquiátrica e em saúde mental vinculado, até então, à instituição asilar.

No final dos anos 1980 e principalmente na década de 1990, no contexto do processo de municipalização da saúde, alguns municípios passaram a assumir a construção de novas políticas de saúde mental voltados para a transformação do modelo assistencial, a implementação de uma rede de atenção e a garantia e construção de direitos das pessoas com transtornos mentais. No curso desse processo, a transformação das instituições asilares e a produção das instituições como os centros e núcleos de atenção psicossocial – CAPS e NAPS –, centros de convivência, oficinas terapêuticas, cooperativas sociais, moradias se inscreveram, também, no percurso de busca de efetiva universalização da atenção às parcelas da população tradicionalmente excluídas do setor público e propiciaram a efetiva participação dos terapeutas ocupacionais na elaboração de projetos e nas políticas públicas. No que diz respeito às políticas municipais, no estado de São Paulo, destacaram-se as experiências dos municípios de Campinas, Santos e São Paulo.

A experiência santista pode ser compreendida como processo social complexo que, a partir da desmontagem do manicômio, projetou a Saúde Mental como território de cidadania, emancipação e reprodução social. Nesse percurso destacaram-se: a produção dos serviços territoriais, uma nova forma de compreender e intervir na questão dos projetos de inserção no trabalho com a criação da primeira cooperativa incluindo pessoas com a experiência do sofrimento psíquico, a produção de projetos culturais por meio de múltiplas linguagens e de formas de associação e participação na vida pública. Ancorado na perspectiva da desinstitucionalização, esse processo propiciou e exigiu a produção de políticas públicas potencializadoras de cultura de validação, a construção de novos quadros de referência, a invenção de modalidades de cuidado e de formas de interação, o exercício de diferentes profissionalidades, bases fundamentais para o conjunto de reflexões que temos desenvolvido.

A desinstitucionalização inscreve a necessidade de desmontar as soluções existentes para (re)conhecer, (re)contextualizar o problema representado pelo sofrimento psíquico e inventar novas possibilidades, processo que, necessariamente, permeia as diferentes disciplinas. Nessa perspectiva, as práticas de atenção em Terapia Ocupacional pautadas na desinstitucionalização têm exigido e propiciado novas formas de olhar, conhecer e interagir com a experiência do adoecer e da exclusão social. Em outras palavras, isso implica, também, romper com o olhar, as modalidades de intervenção, as instituições, as formas de interação construídas em torno da "doença" e da "deficiência" como objeto abstrato e isolado que permeiam o campo da Terapia Ocupacional.

No percurso teórico e prático da desinstitucionalização, Rotelli toma como objeto não mais a doença, mas a "existência-sofrimento das pessoas e sua relação com o corpo social". Essa proposição requer a ruptura com as formas contemporâneas de codificação da experiência de sofrimento, de mal-estar, de diversidade e a superação das instituições e formas de intervenção coerentes com este novo estatuto epistemológico. Dessa forma, a desinstitucionalização propõe, também, transformar o modo pelo qual as pessoas são tratadas para transformar seu sofrimento e, neste processo, construir os itinerários que visem à emancipação.

Nessa perspectiva, temos trabalhado com a noção de projeto com o sentido de interação entre as pessoas, os contextos e os recursos. Projetos singulares pautados em uma profunda transformação do olhar construído em torno da doença, da deficiência e da incapacidade: que tenham como ponto de partida a validação do outro, o conhecimento e diálogo com as histórias de vida das pessoas em seu contexto e sua rede de relações.

A partir da atenção centrada nas pessoas, essa forma de pensar requer o desenvolvimento de práticas nos contextos reais de vida colocando em cena as atividades e as redes de relações que tecem a vida cotidiana, o habitar, o território, o trabalho, a comunicação, o lúdico, a fantasia. Dimensões que se entrelaçam e são conexas e, assim, implicam respostas que superem a fragmentação e a descontextualização dos instrumentos e recursos terapêuticos. Percursos e itinerários que propiciam ressignificar a noção de atividade, inscrita nas interações entre as pessoas e os contextos, na produção das possibilidades materiais, subjetivas, sociais e culturais que viabilizem os diferentes modos de estar no mundo. Projetos orientados para o cuidado do sofrimento, a ativação de novas formas de sociabilidade, de linguagens, de reapropriação das histórias e narrativas de vida – criação de novos contextos, produção de redes de trocas, invenção de vias para viver na cidade, transformação do cotidiano de vida –, projetos de *produção de sentido*.

A produção teórica sobre a desinstitucionalização é extensa e transcende os objetivos deste trabalho. Em uma análise do conjunto de reflexões e inovações que a compõe, podemos dizer que os caminhos e percursos teóricos, práticos e políticos que se desenvolveram a partir do trabalho da equipe coordenada por Franco Basaglia em Gorizia convidam, sobretudo, a negar as diversas formas de objetivação do homem, a recusar a reclusão e exclusão como resposta natural e imutável, a buscar a superação das instituições da violência, a arriscar o encontro com o outro na complexidade da existência das pessoas e a inventar novos percursos e novas realidades.

A perspectiva da desinstitucionalização possibilita, também, redefinir os objetivos da atenção em Terapia Ocupacional: não se trata de independência como norma ideal abstrata e atributo dos indivíduos ou de reinserção como equivalente de normalidade produtiva, porém de processos orientados para a produção de autonomia e de itinerários que enfrentem a exclusão social. Os novos horizontes delineados que se expressam então como intencionalidade de nossa intervenção implicam, também, poder superar o conceito de saúde como reparação do dano e compreendê-la como produção de vida.

A visão de reparação do dano norteia também diferentes concepções de reabilitação presentes no campo da Terapia Ocupacional. Saraceno critica a visão que define a reabilitação "como a melhoria dos atributos danificados (desabilidade) a fim de que o sujeito possa estar a par com os outros". E propõe que esse processo seja entendido como

> [...] um conjunto de estratégias orientadas a aumentar as oportunidades de troca de recursos e de afetos: é somente no interior de tal dinâmica das trocas que se cria um efeito habilitador [...] é um processo que implica a abertura de espaços de negociação para o paciente, para sua família, para a comunidade circundante e para os serviços que se ocupam do paciente. (Saraceno, 1999, p. 112)

Essa forma inovadora de pensar delineia, também, uma nova projetualidade para as intervenções em Terapia Ocupacional, indicando a produção de redes de negociação articuladas e flexíveis, tecidas na criação e multiplicação das oportunidades das trocas materiais e afetivas que possibilitem ampliar o poder contratual das pessoas em situação de desvantagem. Habitar, trocar as identidades, produzir e trocar mercadorias e valores delineiam os cenários, contextos e relações que revelam a riqueza e a banalidade da vida cotidiana e se configuraram como eixos fundamentais para gerar o enriquecimento de relações de trocas e a potencialização de contratualidades.

A problematização e redefinição dos conceitos e noções que norteiam a construção do olhar, dos processos, dos lugares e das modalidades de intervenção, dos objetivos e projetualidades compõem algumas das questões presentes nas formas de pensar e fazer a Terapia Ocupacional na perspectiva da desinstitucionalização. Novas indagações teóricas e práticas emergem, inscritas nos desafios que, cultivando saberes, práticas, culturas e políticas inovadoras, ousem compartilhar a produção de possibilidades de projetos de vida para todos. Compreendemos que essa complexa trajetória de transformação da forma de pensar a questão da loucura e a assunção dos direitos de todos à cidadania plena abre caminhos para "conhecer o conhecimento", para o diálogo e a complexificação dos saberes e das formas de intervenção, se inscrevendo, de forma mais ampla, no desafio de produzir ciência com consciência.

Referências bibliográficas

BARROS, D. D. *Jardins de Abel. A desconstrução do manicômio de Trieste*. São Paulo, Lemos/ Edusp, 1994.

_____. "Perspectiva da instituição e o papel da Terapia Ocupacional". *Insight*, nº 36, pp. 27-30, dez. 1993.

BASAGLIA, F. "La distruzione dell' ospedale psichiatrico come luogo di istituzionalizzazione. Mortificazione e libertà dello 'spazio chiuso'. Considerazioni sul sistema 'open door'". 1964. In: ONGARO BASAGLIA, F. (org.). *Scritti I: 1953-1968. Dalla psichiatria fenomenologica all' esperienza di Gorizia*. Turim, Einaudi, 1981, pp. 249-58.

BENETTON, J. *Trilhas associativas. Ampliando recursos na clínica da psicose*. São Paulo, Lemos, 1991.

BIRMAN, J. & COSTA, J. F. "Organização das instituições para uma psiquiatria comunitária". In: AMARANTE, P.(org.). *Psiquiatria social e reforma psiquiátrica*. Rio de Janeiro, Fiocruz, 1994.

CASTEL, R. *A ordem psiquiátrica: a idade do ouro do alienismo*. Rio de Janeiro, Graal, 1978.

CERQUEIRA, L. *Psiquiatria social. Problemas brasileiros de saúde mental*. Rio de Janeiro, Livraria Atheneu, 1984.

FIDLER, G. S. & FIDLER, J. W. *Occupational therapy: a communication process*. Nova York, Macmillan, 1963.

FOUCAULT, M. *História da loucura na idade clássica*. São Paulo, Perspectiva, 1978.

_____. *O nascimento da clínica*. Rio de Janeiro, Forense-Universitária, 1980.

MÂNGIA, E. F. "A trajetória da Terapia Ocupacional da psiquiatria às novas instituições e estratégias de promoção da saúde mental". *Rev. Ter. Ocup. Univ. São Paulo*, v. 11, nº 1, 2000, pp. 28-32.

_____. "Terapia Ocupacional em ambulatório de saúde mental: subsídios para avaliação". *Rev. Ter. Ocup. Univ. São Paulo*, v. 1/2, 1990, pp. 87-100.

MÂNGIA, E. F.; OLIVER, F. C. & MARCONDES, F. D. "Juqueri: transformação impossível". *Rev. Ter. Ocup. Univ. São Paulo*, v. 1, nº 1, ago. 1990, pp. 5-10.

MORIN, E. *Ciência com consciência*. Rio de Janeiro, Bertrand Brasil, 1996.

NASCIMENTO, B. A. *Loucura, trabalho e ordem. O uso do trabalho e da ocupação em instituições psiquiátricas*. São Paulo, PUC/SP, 1991. Dissertação de mestrado.

NICÁCIO, F. *O processo de transformação da saúde mental em Santos: desconstrução de saberes, instituições e cultura*. São Paulo, PUC/SP, 1994. Dissertação de mestrado.

_____. Contribuição para a discussão sobre o papel do terapeuta ocupacional na instituição psiquiátrica. Comunicação apresentada: V Semana de Estudos de Terapia Ocupacional na Universidade Federal de São Carlos, 1985.

NICÁCIO, F.; AMARANTE, P. & BARROS, D. D. "I movimenti per la salute mentale in Brasile". In: ONGARO BASAGLIA, F. & GIANNICHEDDA, M. G. (orgs.). *Franco Basaglia. Le conferenze*. Milão, Rafaello Cortina Editore, 2000.

OLIVER, F. C. & NICÁCIO, F. "Da instituição asilar ao território: caminhos para produção de sentido nas intervenções em saúde". *Rev. Ter. Ocup. Univ. São Paulo*, v. 10, nº 2/3, maio/dez. 1999, pp. 60-8.

ONGARO BASAGLIA, F. "Tutela, diritti e disuguaglianza dei bisogni". In: GIANNICHEDDA, M. G. & ONGARO BASAGLIA, F. (orgs.). *Psichiatria, tossicodipendenze e perizia*. Milão, Franco Angeli, 1987, pp. 38-52.

ROTELLI, F. "A instituição inventada (1988)". In: NICÁCIO, F. (org.). *Desinstitucionalização*. São Paulo, Hucitec, 1990, pp. 89-99.

_____. "O inventário das subtrações (1981)". In: NICÁCIO, F. (org.). *Desinstitucionalização*. São Paulo, Hucitec, 1990, pp. 61-4.

SARACENO, B. "A concepção de reabilitação psicossocial como referencial para as intervenções terapêuticas em saúde mental". *Rev. Ter. Ocup. Univ. São Paulo*, v. 9, nº 1, jan./abr. 1998, pp. 26-31.

_____. *Libertando identidades, da reabilitação psicossocial à cidadania possível*. Rio de Janeiro/Belo Horizonte, Instituto Franco Basaglia/ TeCorá Editora, 1999.

4

Abordagens comunitárias e territoriais em reabilitação de pessoas com deficiências: fundamentos para a Terapia Ocupacional

Marta Carvalho de Almeida
Fátima Corrêa Oliver

Apontamentos sobre um campo em processo de estruturação

Ao encontrar as palavras "território" ou "comunidade" na definição de um campo profissional, pode-se supor que se trata de prática cujo espaço privilegiado de produção de ações terapêuticas não é a sala de Terapia Ocupacional. Isso é correto? Sim e não. Sim, porque o uso da palavra território quer expressar a existência de relação direta entre ação profissional e contexto concreto em que vive o sujeito-alvo da ação, o que, sem dúvida, extrapola a sala de TO. De fato, esse nexo é um dos elementos que caracteriza essa prática, pois a diferencia daquelas que tomam o "sujeito" como unidade essencial de análise e intervenção, trabalhando sobre a realidade objetiva em que este vive de forma indireta (pela possível ação do próprio sujeito) e/ou pontual (tratando de algum problema específico) e/ou eventual (em momento específico). Mas pode se dizer que essa suposição é incorreta, se desejar expressar a idéia de que o trabalho no território é essencialmente definido pela mudança de localização espacial da ação terapêutica. Se assim fosse, a atenção no domicílio do sujeito, independentemente de que problemas estivessem sendo abordados por meio da ação profissional, deveria ser considerada sempre prática territorial, o que não está correto. Isso, além de representar um equívoco, seria reduzir a natureza das práticas territoriais ou das práticas comunitárias ao aspecto "geográfico".

Pode-se dizer que, em parte, essa interpretação redutiva encontra sua razão na flexibilidade do emprego do conceito "comunidade". Por comunidade entende-se um grupo de pessoas que se identificam por apresentar características comuns a todos (como em "comunidade portuguesa"). É possível, ainda, usar a palavra para definir uma cultura mais ou menos particular, algumas vezes definida pelo tipo de atividade produtiva desenvolvida pelos membros do grupo (como "comunidade rural" ou "comunidade artística"). Contudo, na maior parte das vezes o emprego da palavra "comunidade" leva à consideração, em maior ou menor grau, da existência de uma delimitação espacial própria a um conjunto de pessoas.

Outra associação de idéias surge logo que se encontra a palavra comunidade qualificando determinado trabalho: "trabalho comunitário". Esta se refere à caracterização econômica da população-alvo ou mesmo da região que sedia essa ação. Freqüentemente, o "trabalho comunitário" é entendido como uma intervenção sobre grupos – ou populações localizadas – em que o fundamental é partilhar uma situação social em que a carência econômica impõe limites importantes na qualidade de vida. Essa carência diz respeito tanto aos elementos materiais básicos que garantem uma sobrevivência digna quanto ao acesso a diferentes serviços relacionados à produção de vida, como educação, saúde e lazer, entre outros. O trabalho comunitário, nesse sentido, apresenta-se como uma ação aplicável a quaisquer situações de pobreza ou grupos carentes. O problema é que ao se considerar apenas esse atributo para delimitar o que se trata por trabalho comunitário, ou territorial, pode-se elencar um sem-número de ações, com as mais diferentes configurações. A noção de trabalho comunitário pode aparecer aplicada a práticas bastante assistencialistas, ou que enxergam na pobreza da população a impossibilidade de autodeterminação, até a práticas que, no sentido oposto, viabilizam uma participação diferenciada da população, tanto no planejamento quanto na implementação de ações geradas com o objetivo de contribuir com sua organização e emancipação política.

Delimitar o campo das práticas comunitárias buscando registrar seus elementos de identificação teórico-metodológicos pode ser uma tarefa difícil. No campo da saúde, tal como em outros campos nos quais as práticas comunitárias acontecem, a diversidade de configurações e seus respectivos suportes teóricos é uma realidade. Os fatores que condicionam ou motivam essas práticas, elementos importantes para sua caracterização, também são vários. Há práticas, por exemplo, que têm origem na reivindicação da população organizada, mobilizada por um problema sanitário. Outras emergem de uma avaliação técnica e da necessidade que os profissionais vêem de atuar sobre determinado problema. Existem aquelas que partem de organizações não-governamentais especializadas em determinados problemas e tipos de ação. E outras, ainda, criadas pela necessidade de se respeitar a orientação de agências ou grupos financiadores, principalmente os internacionais, que querem difundir a idéia de que as práticas comunitárias, dado seu suposto baixo custo, são as mais adequadas para a solução de problemas apresentados pelos países em desenvolvimento. Freqüentemente, as diferentes inspirações relacionam-se diretamente com um aspecto central da configuração concreta dessas práticas: a participação que a população interessada tem na construção, gestão e avaliação das ações desenvolvidas, o que também indica o conceito que se tem do termo território ou comunidade. É interessante, portanto, que, ao se escutar referências sobre determinado trabalho comunitário, busquem-se maiores informações, não apenas sobre seus objetivos, mas sobre seus métodos práticos e, em especial, sobre como se trata a comunidade ou o território no projeto. São essas informações que, para além da qualificação trazida pelo termo "comunitária" ou "territorial", possibilitarão realmente registrá-la em determinada perspectiva teórico-metodológica, bem como apreendê-la em seu sentido político-ideológico.

No Brasil, no campo da saúde e reabilitação de pessoas com deficiência, embora os canais de divulgação formal indiquem um número reduzido de experiências, tem-se um retrato dessa diversidade. Muitos projetos dessa natureza não alcançam amplos níveis de divulgação, sendo mais conhecidos na própria área em que acontecem. As iniciativas dessa natureza partem de diferentes agentes: Unidades Básicas do sistema público de saúde, ou seja, do Sistema Único de Saúde (SUS), universidades, organizações não-governamentais e, ainda, de algumas estruturas tradicionais no tratamento institucional da pessoa com deficiência. Essas vêm criando programas específicos de ação comunitária, ou "extramuros", de forma paralela e não substitutiva às ações institucionais tradicionais. É possível encontrar-se, também, ações na comunidade que partem de unidades hospitalares públicas que, por razões estratégicas, atuam com esse enfoque sobre algum(ns) problema(s) que ocorre(m) na região sob sua responsabilidade, desenvolvendo programas de internação ou de acompanhamento domiciliar de seus pacientes.

A diversidade de propostas também se expressa na composição de recursos, tanto materiais quanto humanos, das diferentes práticas. Há práticas de saúde, por exemplo, em que as equipes de trabalho contam com poucos profissionais e estes, com características generalistas. Em outras, a equipe pode contar com profissionais mais especializados. Em outras, ainda, o trabalho se realiza principalmente por intermédio de voluntários, com algum apoio técnico. Em algumas, profissionais de diferentes níveis e voluntários articulam-se em diferentes aspectos da proposta. De forma geral, porém, pode-se dizer que as práticas comunitárias têm em comum o fato de serem economicamente menos onerosas, principalmente por agregarem menos tecnologia. Entretanto, devem-se evitar dois equívocos. O primeiro é pensar que as práticas comunitárias ou territoriais podem ser implementadas mesmo quando não se conta com nenhum recurso. Como apontam Momm e Konig, boas práticas sempre implicam custos. O outro equívoco é supor que essas práticas, por contarem com menor densidade tecnológica, requerem menos conhecimento por parte de quem as executa. Ao contrário, por identificarem e atuarem sobre problemas muitas vezes desconhecidos das salas e consultórios, exigem articulação e diálogo entre diversos campos de conhecimento, o que pode não ser parte da formação acadêmica dos profissionais envolvidos. Nesse sentido, a prática comunitária encerra uma complexidade própria, que não pode ser desprezada sob o risco de torná-la inócua.

É com essa preocupação que serão apresentados alguns elementos que vêm orientando, teórica e metodologicamente, algumas práticas de Terapia Ocupacional atualmente em curso. Estes servem à fundamentação da ação dos terapeutas ocupacionais nas práticas comunitárias ou territoriais. No entanto, deve ser lembrado que não podem esgotar nem a diversidade, nem tampouco a complexidade implicada no campo.

A problemática da população com deficiência no Brasil

Estudos sobre as principais causas de morte e adoecimento demonstram a coexistência de padrões de mortalidade e morbidade de doenças infecto-parasitárias, doenças cardiovasculares, mortes por violência, por acidentes de trabalho, pelas conseqüências da fome ou ainda pela mudança do perfil etário da população. Nos serviços de saúde são expressas as contradições impostas pelo modo de produção e de sociabilidade vigentes, contrapondo de maneira contundente modos de vida e acesso a bens e serviços, numa relação direta entre morte, sobrevivência e qualidade de vida.

Esses padrões de morbimortalidade traduzem também as deficiências a eles associadas, e seus desdobramentos, quando se trata de discutir acesso a serviços. Há tempos se evidencia que a maior parte da população com deficiência nos países em desenvolvimento não tem acesso a serviços de saúde e reabilitação. Mesmo aqueles que conseguem assistência permanecem com grande parte de seus problemas não solucionados, à medida que a assistência é predominantemente de natureza médica. A falta de participação social incide, desastrosamente, sobre os planos material e psicossocial da vida dos sujeitos com deficiência; tem sido apontada como eixo central em torno do qual se deve processar a compreensão das condições complexas de existência desses sujeitos.

As mudanças no campo da saúde e da reabilitação

Desde 1960 está em discussão o modelo assistencial em reabilitação. A Organização Mundial de Saúde (OMS) e a Organização Internacional do Trabalho (OIT) têm colocado o modelo convencional – fundado no paradigma biomédico – sob questionamento, gerando orientações que, além de enfatizar a necessidade de mudanças abrangentes na forma de se entender e implementar a reabilitação, responsabilizam, também, outros setores sociais, além da saúde, por essa tarefa. Esse aspecto foi tratado detalhadamente no "Plano de Ação Mundial", de 1980, indicando a necessidade de se promoverem medidas eficazes para a prevenção da deficiência e para a reabilitação, bem como para a "participação plena" das pessoas com deficiência na vida social e no desenvolvimento. Nesse âmbito, a reabilitação compreenderia desde serviços de detecção precoce, diagnóstico e intervenção até serviços de reabilitação profissional (inclusive orientação profissional, colocação no emprego aberto ou abrigado).

A necessidade de ampliação de cobertura assistencial em reabilitação foi um dos aspectos que levaram os organismos internacionais a discutir alternativas às instituições especializadas, apresentando a Reabilitação Baseada na Comunidade (RBC) como estratégia política a ser priorizada. Essa proposição pode ser tomada como um modelo que visa à expansão da assistência às pessoas com deficiência pela simplificação das ações e otimização dos recursos locais, de forma coerente às orientações mais gerais para a saúde – particularmente a expansão da Atenção Primária – que integravam o Programa Saúde Para Todos no ano 2000, da OMS. Embora esse organismo tenha orientado os países-membros a adotá-la amplamente, não se pode dizer que isso aconteceu. No Brasil, registram-se projetos dessa natureza;[1] alguns foram concluídos e outros estão em andamento, amparados na diversidade já comentada das práticas comunitárias. O SUS reconheceu a RBC como estratégia a compor as modalidades de reabilitação.

No Brasil, o período compreendido entre 1980 e 1990 foi marcado por intenso movimento da sociedade. Mediante proposição e apresentação da Reforma Sanitária, discutiu-se o modelo assistencial existente, apresentaram-se alternativas para o papel do Estado na organização e gestão de serviços de saúde, para o uso e a incorporação da tecnologia e para a participação da população e dos profissionais de saúde na distribuição de recursos e na definição de prioridades assistenciais. A idéia central foi a de efetivar a saúde como direito de cidadania e serviço público voltado para a defesa da vida individual e coletiva.

---

1. A RBC é tema de reflexão de alguns trabalhos de terapeutas ocupacionais, tais como Oliver, Almeida, Tissi, Castro, Formagio e Almeida.

Esses pressupostos também influenciaram a proposição política e o desenvolvimento da atenção às populações com as quais trabalha-se em Terapia Ocupacional.[2] O terapeuta ocupacional passou a compor equipes de saúde chamadas a desenvolver um modelo assistencial centrado na universalização da assistência, no qual todas as pessoas, independentemente de seu perfil de saúde ou doença, devem ser atendidas por serviços públicos de saúde, próximos do seu domicílio (princípio da regionalização e hierarquização dos serviços e da atenção), sendo acompanhados em suas diferentes necessidades de saúde (atenção integral, e não apenas curativa).

A partir das contribuições concretas que já havia demonstrado em programas e projetos assistenciais nos anos 1980, o terapeuta ocupacional passou a ser previsto nas equipes de saúde que atuam em unidades básicas de saúde, em centros de convivência, hospitais e centros-dia, em núcleos e centros de atenção psicossocial, bem como naquelas que, nas unidades hospitalares, se voltaram para a atenção às necessidades integrais de crianças e de pessoas com doenças crônicas ou degenerativas. Isso redimensionou a prática assistencial na área e sensibilizou profissionais para novos desafios teóricos e metodológicos que se apresentaram.

Esse processo gerou e continua gerando reflexões e proposições acerca de estratégias de intervenção complexas, pelas quais dialoguem as necessidades e demandas de saúde e reabilitação das pessoas com deficiência e as contribuições dos técnicos de saúde. A ação da Terapia Ocupacional em unidades extra-hospitalares, fundadas no respeito e na conquista dos direitos da população assistida, desencadeou articulações conceituais e diretrizes práticas importantes. Algumas delas serão discutidas nos pontos seguintes.

---

2. São diversos os estudos existentes sobre o desenvolvimento de política de saúde mental, de atenção às pessoas com deficiências e sua interface com a Reforma Sanitária e com o movimento internacional pela desinstitucionalização de pessoas com transtornos mentais e com deficiências, presentes no cenário europeu e americano. Podemos citar Lopes (1999) e Oliver (1990, 1998). Esses estudos são fundamentais para a compreensão do contexto de criação de estruturas assistenciais de não-internação.

O conceito de território-processo

Para construir ação sobre a comunidade ou o território é essencial adotar-se definição para o termo. Algumas práticas de Terapia Ocupacional têm dado preferência à utilização do conceito de território, à medida que este se apresenta de forma mais delimitada e articulada a noções que sustentam o estofo prático das ações. Para o trabalho da Terapia Ocupacional, que se busca discutir aqui, tem sido essencial a idéia de "território-processo". Essa perspectiva se opõe à idéia de que o território se define, exclusivamente, por sua superfície solo. Ainda que esta seja tomada como uma de suas dimensões, amplia-se o conceito de território e sua operacionalização ao se incorporar a ele elementos que o qualificam também como espaço demográfico, epidemiológico, tecnológico, econômico, social e político, inserido numa totalidade histórica na qual diferentes sujeitos se articulam em torno de suas necessidades e interesses.

A estrutura e a dinâmica socioeconômica e política têm lugar central no conceito, visto que, a partir desses aspectos, articula-se a compreensão a respeito dos poderes locais, que se manifestam em alianças, redes de solidariedade e conflitos – elementos fundamentais para o trabalho em território.

Outro aspecto a ser destacado é que, visto assim, o território é espaço técnico-científico de produção e difusão de saber, bem como de produção de cultura e de valores. Todos esses elementos são essenciais, uma vez que as práticas territoriais buscam construir mudanças multidimensionais, que abrangem os sujeitos e seus contextos.

É preciso lembrar, ainda, que, tratando-se de processo, nunca se esgota o conhecimento sobre um território. Ele não pode estar acabado, porque o território mesmo nunca está. Por isso, a ação que pretende operar com a realidade do território deve estar sempre sensível e flexível às mudanças, que não param de ocorrer.

O conceito de reabilitação no território

Construir propostas de atenção voltadas para a garantia de direitos significa que é necessário estabelecer/construir o direito à saúde e, no caso, à reabilitação como política pública, integrada ao desenvolvimento cultural e político, possibilitando oportunidades para a redução de desigualdades sociais. Em outras palavras, é necessário trazer para dentro do processo de reabilitação, e, portanto, das propostas de atenção, a complexidade da condição de vida dos sujeitos que se busca atender. Trabalhar com ela de forma contínua.

Nesse sentido, o compromisso é promover a reabilitação na participação social, ou seja, a atenção é desencadeada mediante o estabelecimento de possibilidades de participação social. A participação social não é objetivo do processo, e sim condição para seu estabelecimento.

Essa percepção compartilha idéias desenvolvidas por Saraceno, para quem o processo de reabilitação não é o "processo de substituição da desabilitação pela habilitação, mas um conjunto de estratégias orientadas a aumentar as oportunidades de troca de recursos e de afetos: é somente no interior de tal dinâmica das trocas que se cria um efeito habilitador" (Saraceno, 1999, p. 112). Essa abordagem, originária do campo da atenção em saúde mental, denominada "reabilitação psicossocial", apresenta princípios que podem ser estendidos para vários campos de atenção em saúde. Isso implica a consideração de que a facilitação, a restauração ou o desenvolvimento de funções, que muitas vezes estão comprometidos nas pessoas com deficiências, deve acontecer no decorrer da, e não previamente à, construção do processo de ampliação de trocas e redes sociais, pois a ação e interação real do sujeito no seu contexto dará sentido ao processo.

Reabilitar com e na participação social requer a criação e/ou vitalização de espaços concretos de trocas e possibilidades com e para além da deficiência, possibilidades de participação entre as pessoas, apostando "na construção de redes múltiplas de negociação" (Saraceno, 1999, p. 113). Nesse sentido, as categorias "morar", "trocar identidades", "produzir e trocar mercadorias e valores", apresentadas na reabilitação psicossocial, suportam a promoção de possibilidades de trabalho e sentido da reabilitação de pessoas com deficiências em território.

Princípios e ações da Terapia Ocupacional no território

O deslocamento das ações profissionais da instituição para o território tem como princípio a mudança de objeto de reabilitação da "pessoa com deficiência", individualmente compreendida, para "a pessoa com deficiência em seu contexto". Isso implica a compreensão de que pessoas com deficiências são sujeitos/atores produzidos socialmente, ou seja, pertencem a um contexto sociocultural, que tem concepções sobre doença, deficiência, reabilitação, cuidados, oportunidades e direitos desse grupo. Essas concepções estão em permanente diálogo com aquelas sobre direitos e oportunidades para todos do contexto.

Desse modo, o trabalho da equipe de profissionais e, também, do terapeuta ocupacional compreenderá:

- Identificar e localizar as pessoas com deficiências do território.
- Conhecer e atuar sobre as demandas e necessidades desse grupo, no que diz respeito às condições de vida, autonomia e possibilidades de emancipação, lembrando que essas necessidades e demandas estão em estreita relação com as dos demais grupos que habitam o território.
- Estudar e agir para que ocorram mudanças nas condições de acessibilidade geográfica, cultural e arquitetônica dos serviços e equipamentos sociais.
- Compatibilizar tecnologias de atenção em saúde, reabilitação e ação social com as demandas e necessidades de atenção colocadas pelas pessoas com deficiências e demais grupos.

No delineamento da atenção se incluem a construção de instrumentos de avaliação das necessidades individuais de saúde e reabilitação, a proposição de estratégias de estudo e acompanhamento de casos e de modalidades de atenção em Terapia Ocupacional.

Avaliação: por que e para que fazer?

Os instrumentos de avaliação de necessidades e demandas em Terapia Ocupacional, como em outras áreas de intervenção, dependem do referencial teórico utilizado para estruturação das intervenções ou programas de atenção. Para ser coerente com os pressupostos do trabalho, bem como com seus objetivos, os instrumentos de avaliação deverão ser capazes de contribuir para a percepção da complexidade do sujeito no contexto, ou seja, não podem estar voltados apenas para conhecer esse sujeito a partir das condições relativas às incapacidades ou deficiência ou de inserção no núcleo familiar. O enfoque não estará em avaliar incapacidades, problemas funcionais decorrentes das deficiências ou de suas seqüelas, mas prioritariamente na pessoa e no seu contexto familiar e sociocultural, pois é neles que as incapacidades ou problemas funcionais ganham sentido. Avaliam-se as condições da pessoa e do entorno para se ter elementos para a definição de objetivos e estratégias de atenção (plano de intervenção), seja com o sujeito, seja para o contexto ou o entorno.

Nesse processo a participação do sujeito é decisiva, na indicação das demandas emergentes a serem trabalhadas e na definição de possíveis estratégias de atenção. Quando a participação direta do sujeito está impossibilitada por sua idade e/ou condições cognitivas, motoras, sensoriais ou intelectuais, os cuidadores diretos participarão do processo. Acredita-se que a avaliação de demandas e necessidades da pessoa e do entorno em programas de atenção territorial se dá em processo, ou seja, é construção permanente.

Como apresentado no trabalho de Oliver et al., na prática cotidiana da atenção territorial é comum que as pessoas com deficiências:

- não tenham acesso a serviço de atenção em reabilitação e à saúde, restringindo-se na maior parte das vezes ao acesso a serviços de emergência;
- estejam confinadas nos domicílios, independentemente de idade ou de tipo de deficiências, pois o território que habitam é desprovido de oportunidades de acesso a diferentes espaços em que se efetivam as trocas sociais;
- desconheçam os dispositivos assistenciais, às vezes presentes no próprio território, e/ou as possibilidades de atenção a sua problemática;
- sejam alvo de algum programa assistencial local ligado a instituições religiosas ou outros grupos solidários, que apóiam materialmente aqueles com maiores dificuldades para garantir a sobrevivência.

Ou seja, a inserção no território é caracterizada pela falta de acesso a serviços de saúde e reabilitação, pelo confinamento no espaço do domicílio e pelo assistencialismo, paternalista, revelando que a pessoa é parte de um território que cria alternativas de ação solidária que reiteram o lugar social ocupado por parte desse grupo social. Essas considerações devem ser parte do estudo das condições de pessoas com deficiência e estar agregadas às demais informações sobre a história do sujeito, o funcionamento de equipamentos sociais locais e as barreiras arquitetônicas ou geográficas existentes.

Nesse sentido, entende-se que é prematuro iniciar a avaliação funcional das condições das pessoas com deficiências em áreas específicas nos primeiros momentos do acompanhamento. A facilitação do desempenho funcional é ponto importante na intervenção, e sua avaliação será realizada, mas esta não se constitui em um fim em si mesmo. A melhoria do desempenho funcional ou o uso de tecnologias de ajuda são meios a se utilizar para facilitar processos reais – e não só projetados – de participação social. Os recursos de avaliação, convencionais, padronizados ou elaborados especificamente para determinada proposta de ação, são parte das estratégias de atenção, devem contribuir para que a pessoa recupere ou construa a possibilidade que tem de ser sujeito.

As informações sobre a pessoa com deficiência podem ser levantadas a partir de relatos orais durante acompanhamento em serviços ou em domicílio. Pode ocorrer que a única maneira de acompanhar a pessoa seja em seu domicílio, dadas suas condições ou a existência de barreiras (arquitetônicas, geográficas ou psicossociais). A complexidade dessa situação vai nos colocar, como profissionais, em confronto com diferentes concepções de mundo, de oportunidades e de cuidado. O mesmo ocorre com as tecnologias de atenção de que se dispõe, que deverão ser ressignificadas, adaptadas às condições e prioridades e consideradas parte da atenção e do direito das pessoas.

Se a avaliação é peculiar, as modalidades assistenciais também o são?

As modalidades assistenciais apresentadas estão centradas no desenvolvimento e na facilitação da participação social e da emancipação, eixo estruturador da atenção territorial proposta até aqui. Por esse motivo a separação em modalidades é apenas didática, adquirindo sentido no delineamento da intervenção com e para sujeitos e situações específicas. Pode-se intervir utilizando-se diferentes procedimentos tais como:

Atendimento, acompanhamento ou intervenção sobre a realidade sujeito–domicílio

As experiências têm demonstrado que são freqüentes as seguintes situações:

a) presença de barreiras arquitetônicas ou geográficas (como terrenos acidentados) que impossibilitam o acesso a serviços de saúde, escolas, ambientes de convivência;

b) existência de barreiras psicossociais que promovem o isolamento no espaço doméstico, seja porque condicionam a falta de motivação e de sentido para a circulação social, seja porque impedem a construção de perspectivas de inclusão ou de retorno à atividade social;

c) inexistência de cuidadores disponíveis para facilitar deslocamentos no território ou possibilitar oportunidades de convivência em outros espaços;

d) não-disponibilidade/condições da família para prover atenção à saúde ou reabilitação em equipamentos sociais existentes.

Essas são razões suficientes para a criação de estratégias de atenção domiciliar. O fato de estas não serem dimensionadas em serviços de atenção territorial implicaria deixar de prover atenção a grupos de pessoas com deficiências de maior vulnerabilidade e no não-conhecimento de parte das condições de vida da pessoa, que subsidiariam a atenção a lhes ser oferecida.

Nesse sentido, a atenção territorial deve prover atenção domiciliar como parte do processo de avaliação de demandas e necessidades e do processo de intervenção, levando-se em conta que no domicílio participarão a pessoa com deficiência e os demais interlocutores que habitam o espaço, trazendo nova configuração para a abordagem da pessoa, de seus problemas e de seu contexto.

Acompanhamento individual na unidade de saúde ou outro equipamento social local

A ser realizado quando for possível para a pessoa com deficiência vincular-se a serviço, seja pelo acesso arquitetônico objetivo, seja pelo reconhecimento subjetivo da pessoa ou de cuidadores de que o serviço pode ser provedor de assistência.

Acompanhamento em grupos

Acontece sempre quando é possível para o sujeito e cuidadores reconhecerem o espaço de convivência com outros como potencializador de soluções para demandas colocadas pelas pessoas individualmente. Mediante essa consideração, pode-se indagar: de que maneira é possível estruturar grupos para desenvolver intervenções em saúde? Por sexo? Por idade? Por demandas relativas às incapacidades, características das deficiências? Por interesses? Por tecnologias de atenção a serem propostas?

É necessário estabelecer objetivos para a constituição de atenção grupal. Ou seja, a que demandas se busca responder com sua apresentação e constituição? Fundamental é propô-la como potencialização do processo de atenção, pois acompanhando-se simultaneamente diferentes sujeitos devem-se construir possibilidades de trocas sociais significativas. A princípio podem constituir-se a partir de demandas pontuais que poderão se ampliar, trazendo para dentro da modalidade assistencial a complexidade das relações interpessoais, sociais e das relações de ajuda entre participantes.

Como reunir pessoas?

Deve-se considerar que, na atenção territorial, trata-se de identificar sujeitos e seus grupos sociais de pertencimento. Articular as demandas dos sujeitos e as possibilidades de intervenção que os recursos locais possibilitem pode significar trabalhar com:

- grupo de geração de renda e trabalho: pela necessidade que as pessoas têm de se constituir como sujeitos e pelas possibilidades de trocas sociais e criação de redes de apoio que a geração de renda e trabalho implicam;

- grupo de mães de crianças com deficiências graves: o que implica possibilitar espaço de escuta e de trocas sobre o cotidiano dos cuidados, a necessidade de espaço sociocultural para mães submetidas a afazeres e cuidados permanentes com o outro, a pessoa com deficiência ou os demais familiares;
- grupo para promover o desenvolvimento infantil (neuropsicomotor e social);
- grupo de intervenção sobre as dificuldades no desempenho escolar formal;
- grupo para possibilitar a convivência e o desenvolvimento de atividades sociorrecreativas;
- grupo de jovens para possibilitar a criação de espaços de expressão e de autonomia no território;
- grupo de adultos para desenvolver autocuidado e autonomia pessoal;
- grupo de vigilância das condições de desenvolvimento integral de menores de cinco anos.

Ou ainda, grupos para possibilitar discussão de direitos fundamentais da pessoa, com a participação destas, de seus familiares ou cuidadores em busca da melhoria das condições de acesso arquitetônico a equipamentos sociais locais; para facilitar a participação de crianças e jovens nos equipamentos sociais existentes; para acessar tecnologias de ajuda ou para vigilância de atenção a crianças com transtornos graves, que podem, por vezes, ser submetidas a maus-tratos ou negação de cuidados. Enfim, são inúmeras as possibilidades diretamente vinculadas às demandas que se apresentarem para o desenvolvimento da atenção territorial.

Esses grupos podem se realizar nos serviços de saúde, equipamentos sociais locais como escola, creche ou organizações não-governamentais. Podem ser abertos, sem número fixo ou rígido de participantes, nos quais é possível entrar e sair continuamente, ou, ainda, com número previamente determinado de participantes.

O terapeuta ocupacional realiza intervenções sempre mediante a utilização de atividades?

As intervenções podem ou não se caracterizar pelo uso permanente de atividades (artesanais, artísticas, sociorrecreativas, lúdicas, de autocuidado, culturais, profissionais, entre outras). Os grupos de discussão verbal ou de operacionalização de soluções de problemas percebidos como fundamentais para o desenvolvimento da atenção em reabilitação serão realizados de maneira integrada.

Os princípios e ações apresentados são elementos para reflexão permanente, representam parte de um campo profissional para terapeutas ocupacionais.

Campo profissional e de conhecimento: uma construção necessária

No Brasil, as abordagens territoriais e comunitárias em reabilitação de pessoas com deficiências são um campo profissional e de conhecimento em constituição. A participação direta de terapeutas ocupacionais em sua estruturação possibilita desenvolvimento e estudo de estratégias de atenção com projetos de intervenção singulares, que buscam articular necessidades individuais contextualizadas. Por outro lado, esse campo é desafio para os técnicos da saúde em geral e para as instituições de formação, capacitação e de prestação de assistência, em particular. Trata-se de indagar sobre a reabilitação de pessoas com deficiências, articulada ao contexto sociocultural brasileiro, reconhecendo a diversidade e as dificuldades colocadas para o campo no país.

Referências bibliográficas

ALMEIDA, M. C. *Saúde e reabilitação de pessoas com deficiência: políticas e modelos assistenciais.* Campinas, Faculdade de Ciências Médicas da Unicamp, 2000. Tese de doutorado.

BARROS, D. D.; LOPES, R. E. & OLIVER, F. C. Novas propostas assistenciais em São Paulo: estudo da recente incorporação da Terapia

Ocupacional no contexto das ações de saúde mental e saúde da pessoa portadora de deficiência, no município de São Paulo (1989-1993). Relatório de pesquisa. São Paulo, 1995 (mimeo).

BRASIL. Ministério da Saúde. Coordenação de Atenção a Grupos Especiais. Programa de Atenção à Saúde da Pessoa Portadora de Deficiência. Atenção à pessoa portadora de deficiência no Sistema Único de Saúde: planejamento e organização de serviços. Secretaria de Assistência à Saúde, Brasília, 1993.

CARDENAL, F. "Rehabilitación en el seño de la comunidad – resumenes de documentos que marcam la evolución de las ideas". In: *Real patronato de prevenciön y de atención a personas com minusvalia. Alternativas institucionales en rehabilitación.* Madri: Documento 23, 1990, pp. 163-73.

LOPES, R. E. *Cidadania, políticas públicas e Terapia Ocupacional no contexto das ações de saúde mental e saúde da pessoa portadora de deficiência, no município de São Paulo.* Campinas, Unicamp, Faculdade de Educação, 1999. Tese de doutorado.

MENDES, E. V. "O processo social de distritalização da saúde". In: _____. (org.). *Distrito sanitário: processo social de mudança das práticas sanitárias do Sistema Único de Saúde.* São Paulo/Rio de Janeiro, Hucitec/Abrasco, 1993.

MOMM, W. & KÖNIG, A. *De la rehabilitación basada en la comunidad a los programas de integración comunitária. Nuevo concepto de servivios para personas incapacitadas: experiências y reflexiones.* Genebra, Oficina Internacional del Trabajo, 1990.

OLIVER, F. C. *A atenção à saúde das pessoas portadoras de deficiência no sistema saúde no município de São Paulo: uma questão de cidadania.* São Paulo, Faculdade de Saúde Pública da USP, 1990. Dissertação de mestrado.

_____. *Saúde mental e saúde da pessoa com deficiência: estudo da incorporação da assistência nos serviços municipais da Administração Regional de Saúde – 6 São Miguel (1989-1995).* São Paulo, Faculdade de Saúde Pública da USP, 1998. Tese de doutorado.

OLIVER, F. C.; ALMEIDA, M. C.; TISSI, M. C.; CASTRO, L. H. & FORMAGIO, S. "Reabilitação baseada na comunidade: discutindo estratégias de ação no contexto sociocultural". *Revista de Terapia Ocupacional da USP,* v. 10, n° 1, 1999, pp. 1-10.

ORGANIZAÇÃO DAS NAÇÕES UNIDAS. Programa de Ação Mundial para as Pessoas com Deficiência. 1982. Genebra. Documentos Oficiais da Assembléia Geral, 37° período; Suplemento 51. Traduzido do espanhol pelo Centro de Documentação e Informação do Portador de Deficiência – Cedipod. São Paulo, 1992.

─────. Normas sobre Equiparação de Oportunidades para pessoas com deficiência. São Paulo, Apade/CVI-AN, 1996.

ORGANIZACIÓN PANAMERICANA DE LA SALUD. Comité de expertos en Prevención de Incapacidades y Rehabilitación. Genebra, 1981. Informe (Série Informes Técnicos, 668).

—————. La rehabilitación por discapacidad en América Latina y el Caribe. *Boletin Oficina Sanitaria Panamericana*, v. 120, n⁰ 4, 1996, pp. 358-61.

SARACENO, B. "A reabilitação como cidadania". In: _____. *Libertando identidades: da reabilitação psicossocial à cidadania possível*. Rio de Janeiro, Instituto Franco Basaglia/Te Corá, 1999.

5

Terapia Ocupacional e os processos socioeducacionais

Celina Camargo Bartalotti
Marysia M. R. do Prado De Carlo

Nos espaços socioeducacionais, as populações atendidas vêm, historicamente, sendo organizadas pela lógica da homogeneidade; acredita-se que é preciso organizar o trabalho pedagógico, e mesmo os procedimentos terapêuticos, entre iguais (indivíduos nos mesmos estágios evolutivos), para que se obtenha sucesso. Para que esses princípios pudessem ser efetivados, foram criados diferentes tipos de classificações, em geral baseados em análises do comportamento, sob as denominações de diagnóstico clínico (segundo a patologia) ou psicopedagógico (segundo os níveis de desenvolvimento cognitivo-emocional). Essas classificações, que mostram as "anormalidades" ou "desvios" em relação ao que é considerado "normal" (padrão), criaram uma hierarquia segundo as competências individuais e levaram a uma divisão das populações atendidas nos diferentes espaços e programas educacionais.

A definição de normalidade ou debilidade do sujeito vem sendo feita de forma essencialmente psicométrica, a partir da avaliação do nível de acertos alcançado na realização de certas tarefas. Os testes psicológicos, em geral, mostram se o indivíduo adquiriu ou não determinados instrumentos cognoscitivos, mas não se propõem a esclarecer as características específicas e os mecanismos implicados no processo de constituição da sua organização psíquica, nem explicitam suas necessidades, seus processos e recursos especiais necessários à sua aprendizagem.

Esses fatos vêm demonstrar a importância das diferentes concepções a respeito do desenvolvimento humano e, fundamentalmente, das diferentes teorias psicológicas para a elaboração das propostas pedagógicas e definição das estratégias terapêuticas para promoção do desenvolvimento infantil. Refletir sobre as relações entre a Terapia Ocupacional e os processos educacionais implica a necessidade da análise sobre aquilo que é central nos debates educacionais – o processo de ensino–aprendizagem em suas relações com o desenvolvimento infantil. Como conhecimento fundamental para todos que trabalham em programas socioeducativos, apresentaremos, a seguir, alguns dos aspectos mais importantes de quatro abordagens da psicologia sobre as relações entre desenvolvimento humano e aprendizagem.

Abordagem inatista-maturacionista

Em psicologia esta abordagem confere um papel central aos fatores biológicos (hereditários e de maturação) no desenvolvimento humano, como mais importantes na definição das capacidades da criança do que a aprendizagem e a experiência. Nessa visão, as aptidões individuais e a inteligência são determinadas biologicamente e herdadas geneticamente, e o comportamento e as habilidades são governados por processo de maturação biológica.

Considera-se que o desenvolvimento individual segue um processo de evolução linear e crescente de funções parciais, sendo que o enquadramento das estruturas orgânica e psicológica em padrões quantitativos constitui critérios de avaliação comparativos para toda a espécie humana. Desse modo, se por um lado existem as diferenças individuais, por outro existem muitas semelhanças nas etapas do desenvolvimento entre diferentes crianças, o que indica certo padrão de desenvolvimento humano entre a maioria das crianças.

Considerado como o primeiro teórico da maturação, o norte-americano Arnold Gesell (1880-1961) dedicou-se à criação de uma "ciência do desenvolvimento humano". Para ele, a evolução psicológica da criança é determinada biologicamente e os fatores maturacionais são mais importantes na evolução do comportamento da criança do que a aprendizagem ou a experiência. O papel do ambiente social é apenas de limitar ou facilitar o processo de maturação.

Gesell estabeleceu padrões de comportamento que permitem avaliar a inteligência e o desenvolvimento infantil, e esses estudos, muito utilizados até hoje, trouxeram contribuições para a compreensão de como evoluem os comportamentos típicos de cada faixa etária – por exemplo, a capacidade da criança de manter-se sentada com ou sem apoio. Entretanto, estabelecendo o que seria esperado de uma criança em um ritmo e seqüência "normais" de desenvolvimento, foi possível que se criassem comparações entre as crianças de uma mesma faixa etária; é o grau de adequação ou não a esses padrões que define o nível de normalidade ou anormalidade do indivíduo.

Na concepção inatista-maturacionista, desenvolvimento e aprendizagem se confundem, pois, desde que condições propícias ao desenvolvimento sejam preenchidas, as formas inatas "desabrocharão" como resultado da maturação orgânica (visão que podemos chamar de "espontaneísta"). Em outras palavras, mediante um olhar individualista, a idade e a maturação, de um lado, e a ausência de conflitos, do outro, estariam possibilitando a passagem de um estágio de desenvolvimento para o próximo, que seria superior em relação ao anterior. A educação seria um processo pelo qual ocorre a passagem de fatores inatos de dentro para fora, desde que haja um ambiente propício para que tudo aconteça espontaneamente.

Abordagem empirista-associacionista

As idéias empiristas datam da Antiguidade, mas só nos séculos XVII e XVIII foram sistematicamente desenvolvidas. Ao combater a posição racionalista das idéias inatas, John Locke (1632-1704), filósofo inglês, defendia que a principal fonte do conhecimento é a experiência e introduziu a noção de associação; eventos vistos ou ouvidos repetidamente juntos tornam-se ligados, associados em nosso pensamento, facilitando-nos a recordação. Posteriormente, no século XIX, a posição empirista de Locke foi reelaborada e ampliada por David Hume (1711-76), que sistematizou o que ficou conhecido como "associacionismo".

Para os empiristas, a mente da criança, ao nascer, é uma "tábula rasa", ou seja, não há nada nela em termos de conteúdo; a mente infantil vai se desenvolvendo à medida que as percepções sensoriais e a experiências vão acontecendo. O conhecimento que vem de fora para formar o conteúdo mental e para fazer a ligação entre conteúdos novos e os já existentes tem por base as percepções sensoriais, que passam pelo processo de associação, o qual é facilitado quando os estímulos ocorrem em conjunto ou na seqüência que devem ser aprendidos.

Os associacionistas enfatizam o tema da formação de idéias como objeto de pesquisa e defendem que a aprendizagem e a retenção dos conteúdos se efetivam quando as condições de ensino favorecem as associações entre a novidade ensinada e o material já aprendido. Assim, propõem como formas básicas de aprendizagem os condicionamentos e a aprendizagem por observação (ligada à imitação). Na educação, o maior representante desse pensamento foi Skinner.

Qualquer que seja o aspecto considerado, intelectual, social ou emocional, o desenvolvimento é sempre entendido como processo resultante de associações impostas pelo meio por intermédio de condicionamentos e reforços. Se esses procedimentos forem devidamente usados, o comportamento infantil será pouco a pouco modelado, ou seja, irá conquistando uma das formas escolhidas pelo meio em que a criança está inserida. O condicionamento, como técnica necessária para modelar uma resposta qualquer, depende da repetição cuidadosa de uma mesma situação de aprendizagem. Quanto ao reforço, é usado como recurso eficiente para fixar a aprendizagem de respostas certas e, ao mesmo tempo, dificultar o surgimento daquelas consideradas erradas (a partir do critério do professor). Quer seja um reforço positivo ou negativo (o que varia em razão do estilo do adulto para lidar com a criança), deve seguir imediatamente a resposta da criança.

Enfim, como o desenvolvimento é entendido a partir de um somatório de situações de aprendizagem variadas, aprendizagem e desenvolvimento são processos distintos, sendo que o primeiro é precondição para o segundo. Partidários da hipótese de que os conhecimentos evoluem de fora para dentro, os empiristas-associacionistas consideram que as influências sociais determinam todo e qualquer aspecto do comportamento da criança.

A abordagem construtivista (piagetiana)

Piaget, que era biólogo por formação, tornou-se psicólogo para estudar questões epistemológicas relacionadas à aquisição de conhecimentos e enfatizou o aspecto qualitativo da evolução psíquica da criança (procurou explicá-la e não só descrever as etapas da evolução psíquica), opondo-se àqueles que consideram que as alterações que se produzem durante o desenvolvimento da criança só podem ser apreendidas de modo quantitativo. Opôs-se, também, à concepção do desenvolvimento como uma realização progressiva de funções predeterminadas, um acúmulo de aprendizagens sucessivas ou uma sucessão de atualizações de estruturas preexistentes, em que a experiência não tem papel algum.

A concepção piagetiana é de uma gênese do psiquismo – daí o termo "Epistemologia genética", que estuda os mecanismos pelos quais a criança passa do estado de conhecimento menos avançado àquele de conhecimento mais avançado, o que se caracteriza de acordo com sua maior ou menor proximidade do conhecimento científico. Distinguindo um certo número de estágios e subestágios sucessivos no desenvolvimento cognitivo, ele se preocupou em precisar as transformações estruturais que caracterizam cada etapa, destacando os aspectos universais (de apoio mais biológico) e a formação de esquemas (de ação ou conceituais).

Piaget estudou, essencialmente, o desenvolvimento cognitivo, com sua íntima conexão com a aprendizagem. Partindo da biologia e levando em conta a filogênese (salientando as particularidades humanas), interessou-se pela evolução e a organização formal do desenvolvimento. Considera o desenvolvimento psíquico um processo de construção progressiva – daí o termo "construtivismo genético" – pela interação entre os esquemas de assimilação e as propriedades do objeto. Como o processo de conhecimento é fundamentalmente interativo e se produz pela interação entre o indivíduo e seu meio, para conhecer o objeto, é necessário que o sujeito faça sucessivas aproximações, que dependem dos esquemas mentais do sujeito e mudam ao longo do desenvolvimento.

Apesar do fato de que Piaget não tinha um interesse específico por problemas educativos ou pela aplicação de sua teoria à educação, a psicologia genética muito contribuiu para as práticas educativas. Tendo proposto que a aprendizagem depende do nível de desenvolvimento cognitivo do sujeito (está limitada por seu nível de desenvolvimento cognitivo), a teoria de Piaget levou à organização dos programas escolares e à definição dos conteúdos do ensino de acordo com os níveis médios de desenvolvimento e de competência cognitiva.

Porém, como não é fácil determinar com exatidão as competências cognitivas que são requisitos na aprendizagem de conteúdos escolares concretos, a seqüenciação dos conteúdos pode ser inadequada em casos particulares. Em todo caso, o aluno não é um receptor passivo do conhecimento, e sua construção pelo aluno se dá pelas ações efetivas ou mentais que ele realiza sobre os conteúdos aprendidos.

Abordagem histórico-cultural

Vygotsky constrói sua obra sobre uma concepção filosófica materialista-histórica e desenvolve, basicamente, três temas principais, que só podem ser compreendidos mediante sua relação mútua: o método genético ou evolutivo, a origem social dos processos psicológicos superiores e os mecanismos de mediação instrumental e semiótica dos processos mentais. Suas teses acerca das relações entre pensamento e linguagem estão baseadas no princípio da inter-relação entre a vida psíquica, o contexto social e as condições concretas de inserção na cultura (relação genética entre os processos individuais e sociais).

Numa perspectiva histórico-cultural, a evolução da espécie ocorreu não só numa esfera biológica, mas, principalmente, na esfera da vida social humana, com a fixação das conquistas das atividades humanas na experiência histórica e social da humanidade. No progresso histórico da humanidade, algumas das formas mais fundamentais de vida social estão nas esferas simbólico-comunicativas da atividade – como a linguagem e outros sistemas de signos –, nas quais os seres humanos produzem coletivamente novos meios para regular seu comportamento.

Nessa perspectiva, o desenvolvimento humano se dá de forma sociobiológica, isto é, se dá pela união dos processos de crescimento e maturação orgânica (esfera biológica) com aqueles ligados ao enraizamento da criança à civilização (esfera da cultura). Tem um substrato biológico inalienável, mas a cultura, que é produto da vida social e que nos coloca diretamente no plano social do desenvolvimento, provoca uma reelaboração da conduta natural da criança e um redirecionamento do curso do desenvolvimento humano.

Sem negar a importância dessa base orgânica, é o meio cultural, ou seja, as experiências de interação que possibilitam à criança se construir como sujeito histórico, o que deixa clara a importância da qualidade das interações que se estabelecem ao longo da vida do indivíduo. O coletivo é fator fundamental no processo de desenvolvimento humano, sendo que a interligação entre o substrato material dos processos cerebrais e a experiência cultural se dá pela intersubjetividade (o papel do outro).

Piaget e Vygotsky compartilham a noção da importância do organismo ativo. Entretanto, enquanto Piaget destaca os "universais" (de apoio mais biológico), Vygotsky, pela sua concepção do organismo com alto grau de plasticidade e pela sua visão do meio ambiente como contextos culturais e históricos em transformação, se ocupa mais da interação entre as condições sociais em transformação e os substratos biológicos do comportamento. Para este autor, em razão da constante mudança das condições históricas, que determinam com intensidade as oportunidades para a experiência humana, não pode haver um esquema universal que represente adequadamente a relação dinâmica entre os aspectos internos e externos do desenvolvimento.

Para Vygotsky, a cada novo "período estável" do desenvolvimento infantil, a criança não só muda suas respostas como também as realiza de maneiras novas, gerando novos instrumentos e substituindo suas funções psicológicas por outras, adquirindo os meios para intervir de forma competente no seu mundo e em si mesma. Contudo, ele jamais identificou o desenvolvimento histórico da humanidade com os estágios do desenvolvimento individual; sua preocupação está nas conseqüências da atividade humana na medida em que esta transforma tanto a natureza como a sociedade. Contrário à idéia dos incrementos quantitativos, Vygotsky propõe que o desenvolvimento humano seja visto como um processo dialético complexo, caracterizado por transformações qualitativas que ocorrem numa periodicidade múltipla, baseadas numa intrincada relação entre fatores internos e externos e numa desproporção no desenvolvimento das diferentes funções, tendo em vista a superação de dificuldades e a adaptação.

Sendo assim, o desenvolvimento infantil não é um processo de acumulação lenta e gradual de mudanças isoladas, porém, sim, um processo complexo caracterizado pela periodicidade, desigualdade no desenvolvimento de diferentes funções, transformação qualitativa de uma forma em outra, embricamento de fatores internos e externos, processos adaptativos que superam os impedimentos que a criança encontra e por uma alteração radical na estrutura comportamental. O resultado do desenvolvimento não será uma estrutura puramente psicológica, nem a soma de processos elementares, mas uma forma qualitativamente nova que se constrói ao longo do processo, mediante interações sociais.

O estado de desenvolvimento mental de uma criança só pode ser determinado se forem revelados seus dois níveis: o do desenvolvimento real (que define funções que já se consolidaram, caracterizando o desenvolvimento mental retrospectivamente) e do proximal (considerando aquilo que a criança consegue fazer nas interações sociais, o que seria indicativo de seu desenvolvimento potencial, caracterizando o desenvolvimento mental prospectivamente e permitindo delinear o futuro imediato e o estado dinâmico de desenvolvimento da criança). A zona de desenvolvimento proximal é o intervalo entre os níveis de desenvolvimento real e potencial, sendo que aquilo que é proximal hoje será o nível de desenvolvimento consolidado amanhã.

Embora possa haver semelhanças em certos estágios do desenvolvimento, o sistema funcional de aprendizado de uma criança pode não ser idêntico ao de outra, sendo que o bom aprendizado é aquele que se adianta ao desenvolvimento, criando zonas de desenvolvimento proximal. Assim, com a obra de Vygotsky e de outros autores que se dedicaram à continuidade do seu trabalho como Luria, Leontiev, entre outros, a educação, em um sentido amplo (tanto a informal – do cotidiano –, como a formal – da escola e/ou outros sistemas educacionais), deixa de ser um simples campo de aplicação da psicologia e se constitui num campo fundamental para o desenvolvimento histórico-cultural do ser humano.

O desenvolvimento humano e as necessidades educativas especiais

Muitos dos estudos realizados acerca do desenvolvimento infantil, como os testes de inteligência de Binet e Simon e os trabalhos de Gesell, partiram de necessidades do meio educacional, em especial relacionadas à identificação das crianças com deficiência e à elaboração de métodos educativos acessíveis a elas. No Brasil, foram educadores que implantaram em escolas, na década de 1920, laboratórios de Psicologia Experimental e Psicologia Pedagógica, pelos quais foram introduzidos os primeiros testes psicológicos; o primeiro teste foi desenvolvido pelo educador Lourenço Filho e tinha como objetivo avaliar a prontidão de crianças para a alfabetização. É notório, no entanto, que:

> Os resultados de tais testes de inteligência têm, historicamente, impedido que inúmeras crianças tenham acesso ao conhecimento e à própria escolarização, ao fornecerem indicadores de sua "imaturidade" ou de seus "déficits" de inteligência. Há crianças, por exemplo, que são retidas na pré-escola ou permanecem nos exercícios preparatórios, às vezes um ano inteiro, porque "não estão prontas" para aprender a ler e escrever; outras são enviadas às classes especiais porque "não têm condições" intelectuais de seguir o curso normal da escolaridade. (Fontana & Cruz, 1997, p. 21)

Todo o esforço em classificar as anomalias mentais a partir do estabelecimento de categorias nosológicas muito diferenciadas, reconhecendo os quadros sintomáticos de cada síndrome, teve seus frutos, sobretudo relacionados ao conhecimento mais aprofundado dos vários quadros clínicos e diagnósticos.

Porém, esse procedimento cristalizou a idéia do indivíduo com deficiência como se fosse uma variedade humana patológica, caracterizada por sua insuficiência, e vem servindo mais para formar grupos de entidades patológicas e distribuí-las nos espaços institucionais que, efetivamente, para criar novos e melhores métodos de intervenção educativa e terapêutica.

A psicologia histórico-cultural apresenta-se como uma forma transformadora de entender/explicar o desenvolvimento humano, comprometido ou não pela deficiência. Segundo Vygotsky, é o aprendizado que possibilita e movimenta o processo de desenvolvimento. Isso quer dizer que não bastam as condições orgânicas, maturacionais, para que o indivíduo se desenvolva. É preciso que haja interação social, troca com outros indivíduos, em suma, aprendizagem. Ao proporcionar situações de interação, vivência de novas experiências, desafios, colocamos ao indivíduo (prospectivamente) a possibilidade de desenvolvimento real.

É fundamental compreender, no entanto, que não basta proporcionar ao sujeito situações de interação. A relação educativa se constitui em um processo no qual as mediações são planejadas de forma a possibilitar a aprendizagem, mas não é qualquer mediação que produz resultados efetivos, assim como não basta conhecer o substrato biológico do desenvolvimento humano para conhecer o caminho do desenvolvimento da espécie. É preciso que se conheçam os caminhos percorridos por aquele indivíduo em sua cultura, em seu meio social, suas experiências, para que se possa construir uma relação de ensino–aprendizagem eficiente no que se refere ao processo de desenvolvimento como um todo.

Nos diversos contextos socioeducacionais (escolas, creches, cursos profissionalizantes, escolas especiais, entre outros), encontramos um tipo bastante específico de experiência: a da construção do conhecimento sistematizado, por meio de estratégias metodológicas que têm, em geral, um caráter psicopedagógico. Nesses contextos, terapeutas ocupacionais têm sido chamados a atuar ao lado daqueles que apresentam dificuldades de várias ordens (sejam físicas, intelectuais, emocionais etc.), particularmente das pessoas com deficiências.

Contudo, o terapeuta ocupacional que atua com pessoas que freqüentam equipamentos e programas socioeducacionais precisa saber como se estrutura, basicamente, o sistema educacional, uma vez que, para realizar uma ação integrada em que o foco do trabalho não é a patologia, deve compreender o sujeito, principalmente, a partir dos espaços socioculturais que ele ocupa.

As diferentes modalidades educativas

Segundo a nova Lei de Diretrizes e Bases da Educação Nacional (LDB) (Lei nº 9394/96), são as seguintes as modalidades previstas de Educação: a educação básica, formada pela educação infantil (oferecida em creches ou entidades equivalentes, para crianças até três anos de idade, e em pré-escolas, para as crianças de quatro a seis anos de idade) e ensino fundamental (com duração mínima de oito anos e é obrigatório e gratuito na escola pública); o ensino médio (tem duração mínima de três anos); a educação superior (oferecida nas instituições de ensino superior, o tempo de duração da formação depende da carreira profissional escolhida); a educação profissional (modalidade de ensino que visa à formação técnica e deve ser oferecida de maneira integrada às diferentes formas de educação, ao trabalho, à ciência e à tecnologia) e a educação especial (modalidade de educação escolar oferecida, preferencialmente na rede regular de ensino, para educandos portadores de necessidades especiais). Em razão da particularidade da nossa clientela, dedicaremos a essa última nossa maior atenção.

A LDB aponta para a importância de se analisar a educação especial de maneira integrada às demais modalidades de ensino, a partir do momento em que afirma que o aluno com necessidades educativas especiais deve ser atendido, de preferência, na rede regular de ensino, o que, no entanto, não quer dizer exclusivamente. Assim, na educação especial convivem, hoje, as escolas especiais, as classes especiais nas escolas regulares, as salas de apoio e as salas de aula inclusivas. Em todos esses espaços o terapeuta ocupacional pode atuar, mas, como já dissemos, necessita ter um amplo conhecimento não apenas dos aspectos clínicos relacionados à sua clientela, mas também dos processos educacionais nos quais ela se insere.

Uma mudança fundamental: do paradigma da reabilitação ao paradigma da inclusão social

Em 1994 a ONU, por intermédio dos delegados da Conferência Mundial de Educação Especial, faz publicar a Declaração de Salamanca. Aí estão definidos os princípios básicos do que se define como Educação Inclusiva. Dentre seus princípios, destacamos que há uma ênfase sobre o direito das crianças de acesso a sistemas educacionais regulares, que levem em conta a vasta diversidade de características e necessidades educacionais especiais e que sejam capazes de satisfazê-las. Os processos de aprendizagem, portanto, devem se adaptar à diversidade das crianças, e não as crianças se adaptarem a "assunções preconcebidas a respeito do ritmo e da natureza do processo de aprendizagem" (ONU, 1994, parágrafo 4).

A base do paradigma inclusivista é a crença na sociedade para todos os seus cidadãos – é uma proposta de construção de cidadania. A sociedade inclusivista, portanto, extrapola a escola, pois envolve todos os segmentos sociais, numa prática de não-exclusão. Embora as idéias inclusivistas já viessem, há muito tempo, perpassando várias propostas referentes aos chamados excluídos, o movimento da "inclusão social" é recente, aparecendo mais fortemente como uma tendência mundial a partir da década de 1980.

No que se refere à deficiência, no entanto, ainda predomina o modelo médico, que a vê como um problema individual, que deve ser tratado como uma patologia. Desse modelo derivam os conhecidos trabalhos de reabilitação, que, fundamentalmente, buscam "minimizar" a diferença para que essas pessoas possam ser aceitas na sociedade e "normalizar" os seus comportamentos. Esse processo se dá, em geral, de maneira segregada, nas instituições especializadas.

> O modelo médico tem sido responsável, em parte, pela resistência da sociedade em aceitar a necessidade de mudar suas estruturas e atitudes para incluir em seu seio as pessoas portadoras de deficiência e/ou outras condições atípicas para que estas possam, aí sim, buscar o seu desenvolvimento pessoal, social, profissional. (Sassaki, 1998, p. 29)

Teoricamente, espera-se que, após a reabilitação, o indivíduo (reabilitado) esteja pronto para assumir seu lugar na sociedade – o momento da "integração social". O que a prática mostra é que raramente essa integração se efetiva, pois as pessoas não deixam de ser deficientes e dificilmente estarão prontas para se adaptar totalmente a uma sociedade estruturada para os "normais" ou competir em condições de igualdade.

No início da década de 1980 surge a idéia do *mainstreaming*, que busca envolver as pessoas com deficiência (sobretudo crianças em idade escolar) na corrente principal da comunidade, da maneira que fosse possível, ou seja, elas eram, a princípio, inseridas nas atividades que lhes era possível participar, dentro das rotinas da escola, em sala de aula com as demais crianças, na hora do recreio, em atividades extracurriculares etc. Porém não se trazia a discussão sobre as mudanças que deveriam ocorrer na sociedade para receber essas pessoas, e a idéia da integração estava, ainda, muito ligada às competências particulares, dependente das capacidades individuais para dar conta das demandas do meio. Falava-se da pessoa com deficiência "capacitada para" – é o modelo médico de deficiência ainda imperando.

Avançando no processo de construção de uma sociedade que respeite a diversidade, firma-se o movimento de "inclusão social", que deve ser considerado um processo no qual não apenas a pessoa com deficiência deve se modificar, mas também a sociedade precisa se modificar para receber todos os seus membros. Parte do princípio da aceitação das diferenças, convivência na diversidade humana e aprendizagem pela cooperação.

A Terapia Ocupacional e a inclusão social por processos socioeducacionais – caminhos para uma prática transformadora

A atuação da Terapia Ocupacional, tradicionalmente, volta-se à reabilitação. Estes profissionais têm desenvolvido sua prática a partir dos pressupostos da minimização de seqüelas e dificuldades e promoção do desempenho funcional. Essa é uma prática consolidada e importante para a clientela que dela se beneficia. No entanto, é interessante que se faça uma reflexão sobre o papel do terapeuta ocupacional diante dos processos de inclusão/exclusão da população classificada como portadora de deficiência. O que se pode observar é que, muitas vezes, a prática profissional acaba por legitimar a exclusão mediante a confirmação da necessidade de "lugares especiais para pessoas especiais".

As instituições especializadas em educação especial sempre se configuraram como importantes espaços, no mercado de trabalho, para os terapeutas ocupacionais. Porém, se a inserção profissional for realizada de maneira acrítica, pode se configurar como um entrave para o próprio processo de inclusão social das populações por elas atendidas, legitimando a segregação como uma estratégia para o cuidado dos que apresentam necessidades educativas especiais. A Terapia Ocupacional deve se incorporar à discussão sobre educação inclusiva e pensar sua atuação na escola regular, promovendo a inserção das pessoas com deficiência nesse âmbito de sua vida ocupacional, senão estará na contramão da História – pensando a atuação só no nível da preparação profissionalizante em instituições de educação especial.

Assim, se a atuação do terapeuta ocupacional focalizar, como problema a tratar, a suposta incapacidade do seu cliente, tratando a diferença ou deficiência como uma "doença" do indivíduo (patologização da diferença), pode colaborar para que ele seja retirado dos contextos educacionais regulares, para ser trabalhado na clínica e tentar minimizar aquelas dificuldades que se manifestaram na escola. Embora se deva considerar que existem especificidades na condição de deficiência que necessitam de uma abordagem clínica, muitas dessas dificuldades são, na verdade, originadas no campo das interações sociais (entre pais e filhos, entre alunos, entre alunos e professores etc.).

Sendo a pessoa com deficiência vista como enferma, o fator terapêutico impregnou também a escola e passou a determinar seu trabalho. Smolka fala da produção social da patologia segundo a instituição escolar:

> Produção esta que fica sistematicamente oculta, implícita no jogo de forças das relações sociais: porque não funcionam de acordo com o "esperado"; porque não se "enquadram" no sistema escolar; porque apresentam "comportamentos desviantes"; porque sub-

vertem a "ordem"; (porque a escola prioriza a "igualdade" e a "homogeneidade" e não sabe o que fazer com as diferenças); as crianças são encaminhadas para os "serviços de apoio" e "reeducação". A escola falha na sua tarefa pedagógica e o que estabelece, na realidade, é uma rede de apoio à escola como tal, e não necessariamente à criança que a freqüenta. (1989, p. 45)

Os profissionais da saúde costumam ser vistos como "invasores" da sala de aula, que complicam a dinâmica pedagógica mais do que ajudam o desenvolvimento dos processos de aprendizagem. Por outro lado, se retiram os alunos "com mais dificuldades" do seu grupo (levando-o ao hospital, ambulatório, clínica etc.), reforçam o isolamento, a idéia da causalidade individual do problema e reafirmam sua patologização; passam a ser criadores de doenças e estigmatizadores das crianças "difíceis" (por deficiência, pobreza, mau comportamento etc.).

Para superar esse impasse, como diz Suzana Lima,

Não se está advogando uma escola ambulatório [...] a escola deve estar aberta para que os especialistas possam contribuir à medida que as necessidades apareçam. O que se propõe é que tanto as escolas como as unidades de reabilitação se abram e incorporem nos seus projetos ações que viabilizem um trabalho de cooperação, que favoreça o desenvolvimento da criança em todas suas necessidades, sejam elas físicas, emocionais, de linguagem, cognitivas e sociais. [...] A escola não prescinde dos outros profissionais como médicos, psicólogos. Mas não é a escola que deverá responder às questões médicas, por exemplo. (1999, p. 281)

Os serviços de saúde não podem ser legitimadores da patologização da deficiência, nem cúmplices da exclusão dessas populações com deficiências do contexto social e do sistema educacional. Devem desempenhar suas funções de modo conjunto com os serviços educacionais, para colaborar, de forma técnica e eficiente, com os sujeitos com deficiência, para que eles construam seu caminho de integração social e para que encontrem um nível satisfatório de qualidade de vida.

É preciso considerar que os diferentes serviços relacionados à educação especial têm sua função e podem ser necessários, tratando-se de pessoas que têm maiores comprometimentos físicos, mentais ou sensoriais. Porém, as instituições especializadas não podem ser convertidas em "depósitos" de pessoas com deficiência e devem ser eficientes como intermediárias no processo educacional, oferecendo pessoal especializado para o atendimento de pessoas segundo suas necessidades, seja preparando-as para sua inserção na escolaridade regular, seja encaminhando-as para funções profissionais na comunidade. A escola regular tampouco pode ser convertida em "depósito" de pessoas com deficiência, mesmo em nome de uma política educacional inclusiva. Seria mentiroso afirmar que estas pessoas, colocadas numa sala de aula comum superlotada, sem apoio e acompanhamento adequados, relegadas à realização de simples tarefas para passar o tempo, estão realmente "incluídas" no processo educacional.

Conforme afirma Carvalho:

> [...] por educação especial entenda-se o conjunto de recursos que todas as escolas devem organizar e disponibilizar para remover as barreiras para a aprendizagem de alunos que, por características biopsicossociais, necessitam de apoio diferenciado daqueles que estão disponíveis na via comum da educação regular. (2000, p. 17)

No contexto socioeducacional, o terapeuta ocupacional deve ser um profissional de apoio, cuja atuação volta-se para as questões surgidas ao longo do processo educacional. Esse apoio deve estar associado a uma reestruturação das escolas e das classes e precisa incluir instrumentos, técnicas e equipamentos especializados. Nesse sentido, o terapeuta ocupacional pode, por exemplo, instrumentalizar o aluno e a escola para uma ação pedagógica efetiva, nisso incluindo adaptações ambientais e de mobiliário e utilização de diversos recursos de tecnologia assistiva. Contudo, sua atuação não deve ser planejada apenas como um oferecimento de recursos técnicos ou tecnológicos para a inclusão da pessoa com deficiência no espaço físico da escola.

Várias são as possibilidades de inserção do terapeuta ocupacional, que envolvem desde o atendimento específico do aluno, em um contexto clínico, até, e principalmente, o acompanhamento desse aluno no espaço socioeducacional. Esse acompanhamento pode se dar pela participação nas atividades escolares, orientação e assessoria à equipe educacional, trabalhos envolvendo a comunidade escolar como um todo, visando à sensibilização para o respeito à diversidade, entre outros. Não menos importante que a ação direta no contexto educacional está a atuação em relação às famílias dos alunos com necessidades educativas especiais, que envolve construir, junto com a família, um meio social que permita a este sujeito viver situações ricas em experiências e oportunidades.

É preciso, portanto, superar as formas tradicionais de intervenção, mais baseadas no treinamento sensório-motor e nas ocupações simples, que quase nada contribuem efetivamente para o desenvolvimento humano global; diferenciar os aspectos complexos da deficiência e estruturar um atendimento não-homogeneizador, que possa superar as aspirações minimizadas e estratégias empobrecidas e eliminar os aspectos mais débeis que a compõem; posicionar-se claramente contra todas as práticas que instituem a simploriedade nos trabalhos na área educacional; trabalhar sobre as possibilidades que se apresentam (pontos fortes), como forças motrizes do desenvolvimento.

A educação especial deve ser socialmente válida e precisa estruturar-se como uma prática histórica de produção cultural, de modo que a pessoa com deficiência possa superar os limites que parecem ter sido postos pela natureza ao seu desenvolvimento e conquistar uma posição social mais elevada, pois ela não está condenada à inferioridade. A diversidade é a marca fundamental do desenvolvimento da humanidade e deve ser respeitada em todas as relações humanas.

É nesse contexto, partindo do pressuposto inclusivista, que vêm se construindo as práticas de Terapia Ocupacional que chamamos transformadoras – considera-se que não basta atuar sobre o indivíduo, mas é preciso transformar a sociedade e a cultura. Logo, a atuação da Terapia Ocupacional em contextos socioeducativos tem de ser maior que uma atenção individualizada – deve configurar-se como uma ação que envolve a pessoa com necessidades educativas especiais e o meio sociocultural no qual ela está inserida. A compreensão do processo de ensino-aprendizagem, aliada ao conhecimento sobre a ação humana em geral, sobre o desenvolvimento humano e as relações socioculturais, permite ao terapeuta ocupacional colocar-se como um parceiro essencial para o desenvolvimento dos trabalhos nos vários espaços, programas e recursos educacionais.

Referências bibliográficas

BUENO, J. G. S. Escolarização e integração social das crianças deficientes. Trabalho apresentado no I Ciclo de Debates em Educação Especial, Campinas, 1994, 6 pp.

CARLO, M. M. R. P. De *Se essa casa fosse nossa... Instituições e processos de imaginação na educação especial.* 1ª ed. São Paulo, Plexus, 1999.

CARVALHO, R. E. *Removendo barreiras para a aprendizagem: educação inclusiva.* Porto Alegre, Mediação, 2000.

DAVIS, C. & OLIVEIRA, Z. *Psicologia na educação.* São Paulo, Cortez, 1994.

FONTANA, R. & CRUZ, N. *Psicologia e trabalho pedagógico.* São Paulo. Atual, 1997, 232 pp.

LIMA, S. "Atuação de uma equipe multi e interdisciplinar em educação especial". Anais do III Congresso Brasileiro sobre Educação Especial, maio 1999, pp. 279-82.

ONU/UNESCO. Declaração de Salamanca – sobre princípios, política e prática em educação especial. Mimeo, 1994.

SASSAKI, R .K. *Inclusão: construindo uma sociedade para todos.* Rio de Janeiro, WVA, 1998.

SMOLKA, A. L. B. "O trabalho pedagógico na diversidade (adversidade?) da sala de aula". *Cadernos Cedes*, nº 23, São Paulo, Cortez, 1989, pp. 39-47.

STAINBACK, S. & STAINBACK, W. *Inclusão: um guia para educadores.* Porto Alegre, Artes Médicas, 1999.

VYGOTSKY, L. S. *Obras completas – fundamentos de defectologia.* Tomo 5, Habana, Editorial Pueblo y Educación, 1989.

_____. *A formação social da mente.* 1ª ed. São Paulo, Martins Fontes, 1984.

6

A assistência em terapia ocupacional sob a perspectiva do desenvolvimento da criança

Margareth Pires da Motta
Marisa Takatori

Nós conseguiremos entender os pensamentos do outro se estivermos desprovidos dos nossos pensamentos.

Rudolf Stein

A proposta deste capítulo é falar da assistência em Terapia Ocupacional com a população infantil referindo-se à teoria do neurodesenvolvimento e da Integração Sensorial. Não se tem a intenção de definir a atuação do profissional com essa população, mas apresentar uma das possíveis formas de realizar a clínica da Terapia Ocupacional a partir de conhecimentos que foram sendo construídos ao longo de nossa formação, propondo aos leitores uma reflexão conjunta.

Estudar a Terapia Ocupacional pensando em seus procedimentos é refletir sobre como construir a assistência, possibilitando um exercício de pensar a partir da clínica e das teorias existentes no campo, necessário para analisar seu alcance e definir quais técnicas podem ser delineadas. Pensar na clínica a partir do que nela existe – pacientes, materiais, atividades, espaços para o acontecer da Terapia Ocupacional – contribui para a construção teórica da profissão e dos caminhos para sua evolução.

O olhar da Terapia Ocupacional sobre a criança deve considerar as bases teóricas que abordam o processo do desenvolvimento e a relação da criança com o mundo externo, buscando intermediar e facilitar esse encontro e, quando necessário, adaptar o ambiente para que este possa ocorrer.

A maioria dos profissionais de saúde e da reabilitação recebe, em sua formação, e executa, na prática profissional, técnicas que dão ênfase ao tratamento do patológico, daquilo que é problema ou parte do problema, principalmente quando visível, como é o caso do distúrbio físico. No entanto, o "olhar" a que nos referimos contempla a criança como ser único e íntegro. A assistência em Terapia Ocupacional procurará ressaltar as capacidades da criança, e não suas dificuldades.

A Terapia Ocupacional em pediatria: pensando na população e no sujeito da assistência

A Terapia Ocupacional tem como instrumento de suas ações as atividades que se localizam no contexto da relação paciente–terapeuta–atividades. Nesse sentido, pensamos: de que paciente estamos falando? Quem é esse sujeito, que apresenta determinadas necessidades, para o qual as ações do terapeuta ocupacional estão voltadas?

A população da Terapia Ocupacional em pediatria inclui os recém-nascidos, os bebês e as crianças que apresentam riscos ou alterações no seu desenvolvimento, decorrentes de circunstâncias de ordem orgânica, emocional e/ou social que podem estar presentes antes, durante, logo após o nascimento ou durante a infância. Crianças com deficiências motoras, sensoriais e sociais por alterações neurológicas constituem uma parte significativa dessa população atendida.

Quando o foco das atenções é o bebê ainda pequeno, pensamos que se trata de alguém que não somente se encontra numa fase rica de transformações e ampliações de possibilidades, considerando sua maturação neurológica, como também se encontra nos primórdios de seu desenvolvimento emocional. Falamos do sujeito que, ao nascer, é dotado de determinado potencial orgânico herdado, uma condição humana orgânica que irá se desenvolver na interação com o ambiente. Como refere Winnicott, "há genes que determinam padrões, e uma tendência herdada a crescer e a alcançar a maturidade;

entretanto, nada se realiza no crescimento emocional, sem que esteja em conjunção à provisão ambiental, que tem que ser suficientemente boa" (1975, p. 188).

Em seu desenvolvimento, o bebê necessita crescer e amadurecer, considerando esses processos como o aumento de tamanho, peso e volume e o conjunto de transformações que sofrem os órgãos, estruturas e funções orgânicas. O que somos, como agimos, pensamos e fazemos depende do funcionamento do nosso sistema nervoso. As mais complexas funções, como percepção, análise, planejamento, coordenação, execução do movimento e memória, por exemplo, são resultados de interações precisas do sistema nervoso com o meio ambiente.

O canal responsável pela comunicação com o meio externo por intermédio dos movimentos é o sistema sensitivo. Esse sistema íntegro permite que se forme no sistema nervoso uma imagem interna do mundo externo. O interessante desse processo é o fato de que a estimulação ou privação periférica pode deflagrar informações sensoriais, adequadas ou não, para um desenvolvimento normal do programa genético básico. Quando a criança integra as informações recebidas pelo sistema sensorial, ela estabelece comparações, analisa e avalia o grau de importância dos estímulos sensoriais obtendo deduções. Da mesma forma, o sistema motor estará preparado para planejar, ordenar e executar os movimentos.

As primeiras interações, pelos estímulos sensório-motores, são fundamentais no desenvolvimento do pensamento, da cognição e da percepção. Assim, das condições do sistema visual (capacidade para ver) e do sistema motor (por exemplo, exploração dos objetos com as mãos) dependem o conhecimento e o desenvolvimento cognitivo. A criança pequena realiza por volta de 5.400 movimentos diante de um objeto novo para explorá-lo, integrar as informações e armazenar na memória os dados desse objeto, garantindo-lhe o aprendizado. Portanto, a percepção leva a criança à integração de conhecimento.

O estado emocional, isto é, o quanto a criança está segura e disponível na relação com o outro e com o mundo que a cerca, influenciará na sua aprendizagem e adaptação. O processo de aprendizagem depende da maturidade neurológica, psicológica e social, do nível intelectual, da motivação e da integridade do sistema sensório-motor. Quando a criança aprende a fazer algo e sente prazer com isso, vai querer repetir sua ação, e essa repetição a torna competente. Por isso podemos compreender "que ser capaz de conseguir fazer algo é o motor da aprendizagem" (Ganem & Heymeyer, 1993, p. 9).

Nesse início do desenvolvimento, vemos, portanto, do ponto de vista psicológico, aquisições fundamentais inter-relacionadas com os processos orgânicos. Assim como há uma tendência inata ao desenvolvimento que corresponde ao crescimento do corpo e ao desenvolvimento de funções seguindo um tempo cronológico, como a capacidade de andar por volta do primeiro ano de vida, também há um processo evolutivo no desenvolvimento emocional, que depende de uma provisão ambiental que ofereça condições para esse processo se dar no caminho da saúde. No processo de constituição, o sujeito torna-se uma unidade integrada, sentindo-se numa continuidade ao longo do desenvolvimento, pelos cuidados ambientais como o carregar, segurar, amamentar, dar banho, trocar. Por meio desses atos físicos com implicações psicológicas, o bebê vai organizando suas sensações corporais e sua motilidade. Com sua vasta experiência na clínica pediátrica, Winnicott nos diz que não existe um bebê sozinho. Nesse sentido, quando falamos do bebê, estamos falando também do ambiente físico e psíquico que possibilita o seu desenvolvimento.

Quando o sujeito da assistência é a criança maior, o processo de desenvolvimento continua no encontro do sujeito com o ambiente que vai sendo, pouco a pouco, descoberto e conhecido. O ambiente aqui não tem mais a função de prover de modo pleno o indivíduo, que já não se encontra num estado de dependência absoluta, como no caso do bebê, mas continua fundamental para o desenvolvimento da criança, adulto, idoso, como um contexto físico, social, cultural e emocional que possibilitará percorrer da dependência em direção à independência, a qual, segundo Winnicott (em *Da dependência à independência no desenvolvimento do indivíduo*), nunca é totalmente alcançada.

Sabemos que, como processo, o desenvolvimento infantil está em constante evolução em virtude dos fatores genéticos, mas devido, sobretudo, às mudanças nas relações do sujeito com o ambiente externo que podem facilitar ou até prejudicar esse processo. Os estudos sobre os aspectos do desenvolvimento infantil, como sensório-motor, cognitivo, afetivo e social, e as correlações entre as etapas de amadurecimento do sistema nervoso permitem ao terapeuta ocupacional dominar o conhecimento sobre o processo de desenvolvimento e estabelecer os parâmetros que vão nortear sua prática com crianças. Embora haja uma seqüência para as aquisições ocorrerem, seguindo um tempo cronológico de certa forma comum no desenvolvimento infantil, estamos falando do desenvolvimento sob dois aspectos: um conhecimento necessário ao terapeuta ocupacional e o processo de determinada criança que chega à Terapia Ocupacional e apresenta um desenvolvimento singular, marcado por um ritmo próprio. Nesse sentido, não estamos priorizando definir os períodos ou idades em que os eventos ocorrem, pois muitos estudiosos já se ocuparam disso, mas ressaltar que o terapeuta ocupacional, ao considerar em seu trabalho a história de vida da criança com os fatores genéticos e epigenéticos, isto é, as respostas aos estímulos físicos do ambiente observando seu comportamento em atividade, poderá escolher a abordagem que, acredita, melhor atingirá os objetivos terapêuticos.

Quando a criança apresenta uma alteração orgânica, como no caso de uma lesão neurológica, em que os receptores e vias sensitivas estão captando e enviando os estímulos até o cérebro, porém a interpretação desses sinais em sensações está comprometida, poderá haver conseqüências não somente motoras e sensoriais, mas também no desenvolvimento emocional e das relações sociais dessa criança. Para compreender essas múltiplas implicações a partir da ocorrência de uma doença ou deficiência, recorremos aos conceitos apresentados pela Organização Mundial de Saúde, que publicou, em 1980, o manual *International Classification of Impairments, disabilities and handicaps: a manual of classification relating to the consequences of disease* (O Correio da Unesco), apresentando as definições de deficiência, incapacidade e *handicap*. Amaral também utiliza essas mesmas definições, sendo que para *handicap* foi proposto o termo desvantagem, decorrente da tradução oficial desse manual para o português. Assim, temos:

- deficiência (*impairment*): refere-se a toda alteração do corpo ou aparência física, de um órgão ou de uma função, qualquer que seja sua causa, indicando perturbação em nível orgânico;

- incapacidade (*disability*): reflete as conseqüências da deficiência em termos de desempenho e atividade funcional do indivíduo;
- desvantagem (*handicap*): diz respeito aos prejuízos que o indivíduo experimenta devido à deficiência e à incapacidade, refletindo em sua adaptação e interação com o meio.

Essas definições permitem esclarecer três fenômenos que podem ocorrer interligados ou não. A *deficiência* de um órgão, de uma função ou de uma parte do corpo indica manifestações decorrentes de uma doença ou um acidente, que podem levar à *incapacidade* ou não, isto é, à restrição ou excesso de uma função, alterando a capacidade de realização de diversas atividades diárias, básicas e outras situações do cotidiano. A incapacidade pode ser temporária ou permanente, reversível ou irreversível, progressiva ou não. A *desvantagem*, quando presente, pode resultar da deficiência ou dessa associada à incapacidade, sendo marcada pela distância entre a experiência e o desempenho do indivíduo com deficiência e as expectativas do grupo social ao qual pertence. Segundo Plaisance e Amaral, a desvantagem é compreendida como a situação social em que se encontra a criança com alterações no desenvolvimento decorrente da leitura que o meio ambiente externo realiza dessa criança.

Quando recebemos na clínica um bebê ou uma criança que apresenta riscos ou alterações no seu desenvolvimento, pensamos que o potencial orgânico herdado e a tendência inata para o desenvolvimento devem ser considerados a partir dessa situação (a presença de uma deficiência, doença ou fatores de risco) e de como o ambiente se apresenta e responde às necessidades dessa criança, contribuindo de forma determinante para o processo de constituição pessoal.

Consideramos a saúde em seu aspecto positivo, ou seja, não a partir da ausência de doença, mas como a possibilidade de ser no mundo e de estar em uma continuidade de existência, construindo uma trilha pessoal dentro de seu ambiente social e cultural.

Pessoa saudável é aquela que vive o sentimento de se sentir real, o que pode acontecer com a criança que tem deficiência. Embora, aos três anos, não consiga andar, ela pode, com a presença de alguém que trilhe com ela esse caminho e perceba seu ritmo e movimento, deliciar-se com a conquista de pegar um objeto e levá-lo à boca, uma vez que, nesse momento, ela estava preparada para viver essa experiência, revelando-nos sua forma de ser, ritmo e tempo próprios. (Takatori, 1999, p. 58)

A partir dessa concepção, a criança que tem deficiência pode se manter saudável, apesar das limitações que a deficiência, concretamente, possa estar determinando, desde que haja um ambiente que considere suas incapacidades e possibilidades e, a partir desse reconhecimento, propicie o seu desenvolvimento. Da mesma forma, mesmo não havendo deficiência, mas havendo desvantagens, devido a alterações no desenvolvimento, enfatizamos que o alcance e a manutenção de uma vida saudável dependem, entre outros fatores, da possibilidade de realizar atividades que vão compondo um dia-a-dia no qual o sujeito possa se reconhecer e ser reconhecido pelo contexto social.

A avaliação e a construção do diagnóstico terapêutico ocupacional

Quando enfatizamos o olhar do terapeuta ocupacional para o sujeito da nossa clínica ou ao criar um programa de assistência para determinada população, estamos nos referindo aos aspectos que consideramos da saúde desses indivíduos e que nos orientam na compreensão de suas necessidades. O olhar do terapeuta ocupacional recai sobre a percepção da criança em sua forma de ser e fazer, abrindo caminhos para a percepção de suas necessidades. Esse olhar define como o processo terapêutico pode ser direcionado pela construção de um diagnóstico em Terapia Ocupacional a partir do qual os objetivos terapêuticos serão delineados. O diagnóstico aqui não se refere à patologia em si nem a uma categorização do paciente, mas a um conjunto de elementos de sua história que nos permite ter uma visão da situação atual do paciente e dos prejuízos dessa situação nas suas atividades.

A criança de que falamos, aquela que se encontra em situação de risco em seu desenvolvimento, decorrente, por exemplo, de um nascimento com intercorrências, ou que apresenta uma deficiência em razão de uma doença ou acidente, incapacidades de diversas ordens (motora, sensorial, perceptiva, cognitiva, social), condições não favoráveis ao desenvolvimento, entre outras, pode ter suas atividades comprometidas, necessitar de cuidados especiais, vivenciando desvantagens nas situações do cotidiano.

O banho, alimentação, ser carregado no colo, ser trocado ou brincar são exemplos de atividades que podem estar comprometidas no dia-a-dia de um bebê que apresenta uma organização diferente em razão de um tônus[1] aumentado ou diminuído ou pela presença de reflexos anormais.[2] São atividades fundamentais nos primórdios do desenvolvimento, pois proporcionam experiências sensório-motoras que resultam em informações para o conhecimento de si e do ambiente. Esse último, a princípio, reconhecido na mãe ao oferecer os cuidados de forma adaptada ao bebê, progressivamente, é compreendido como a realidade externa, muito mais ampla. Conseqüentemente a esse crescente ingresso na realidade externa, proporcionado pela ampliação dos espaços sociais (a escola, por exemplo) que a criança vai alcançando ao longo do seu desenvolvimento, outras atividades podem ser vivenciadas com dificuldades. De um lado,

---

1. Tônus muscular é a quantidade de tensão, permanente e de intensidade continuamente variável, do músculo em repouso. A lesão em qualquer ponto do sistema motor pode alterar a capacidade de regulação do tônus muscular. A hipotonia caracteriza-se pela resistência anormalmente baixa ao estiramento passivo e a hipertonia pelo aumento dessa resistência.

2. O reflexo é uma resposta involuntária perante um estímulo específico. Os reflexos arcaicos estão presentes nas atividades motoras dos recém-nascidos, constituindo-se de experiências importantes para as atividades voluntárias do bebê que surgirão mais tarde. A atividade reflexa anormal caracteriza-se pela presença de reflexos que ocorrem de forma exacerbada ou se apresentam no desenvolvimento da criança numa época em que não seriam mais esperados.

o ambiente que pode não facilitar o desenvolvimento dessa criança que se apresenta diferente em alguns aspectos e, de outro, a própria criança pode encontrar dificuldades na sua interação com a realidade externa decorrentes de alterações sensoriais e/ou motoras.

Ao construir o diagnóstico em Terapia Ocupacional, o terapeuta busca informações sobre o que a criança faz no seu dia-a-dia, ou gosta de fazer, como faz, com quem faz, conhecendo suas possibilidades e dificuldades. Essas informações podem ser obtidas na relação terapêutica, ao se propor e fazer atividades com a criança e mediante a família e outras pessoas que participam do seu cotidiano. Observar e perceber a criança em seu modo de ser e fazer facilita a percepção de suas necessidades. Outras informações sobre as possibilidades da criança podem também ser avaliadas por instrumentos como os testes. Além disso, devemos considerar os fatores que compõem a biografia da criança, ou seja, a história de vida dessa criança desde a gestação. Os componentes da biografia são: as diferenças individuais da criança, o local e a extensão do distúrbio ou lesão, o diagnóstico médico, a incidência pelo aspecto de diferenças sexuais, a idade em que apresentou o problema, o estado de motivação da criança e da família, bem como as condições ambientais favoráveis ou não. Diante desse perfil o terapeuta ocupacional poderá definir as condutas terapêuticas necessárias.

Esses elementos iniciais que compõem o diagnóstico na Terapia Ocupacional necessitam de constante atualização, pois indicam determinada situação num momento da vida do sujeito e que pretende ser modificada na direção da saúde e da melhoria da qualidade de vida por profissionais envolvidos com sua assistência.

Preocupado com as possibilidades e dificuldades que a criança apresenta no seu cotidiano ou, em alguns casos, com sua ausência, o terapeuta ocupacional vai estar atento à facilitação do ingresso dessa criança nas experiências. Para tanto, utilizar-se-á, quando necessário, das técnicas como a Integração Sensorial e do neurodesenvolvimento, que podem auxiliá-la na realização de suas atividades, facilitando o seu processo de desenvolvimento.

Abordagem da Integração Sensorial

A teoria da Integração Sensorial (IS) surgiu com a terapeuta ocupacional A. Jean Ayres, nas décadas de 1950-60, com a proposta de estudar formas de entender as disfunções do Sistema Nervoso Central (SNC), mas não devido às suas lesões. Foi fundamentada a partir de outras teorias como: estimulação sensorial, treinamento perceptual motor e sensório-motor de Rood, Doman-Delacato e Kabat, da psicologia (Piaget), da neurociência e do papel do brincar como ocupação e modalidade de tratamento.

O princípio básico considera o desenvolvimento como uma espiral em que existem ligações entre a entrada (*input*) sensorial e a saída (*output*) motora levando à percepção. A integração sensorial é uma das funções do sistema nervoso central e, ao nascer, a criança não está pronta a integrar suas sensações. A aplicação da teoria pressupõe a participação ativa da criança, tendo sido inicialmente utilizada com crianças a partir de cinco anos com distúrbios no desenvolvimento que interrompessem a espiral de adaptação ou nas quais os problemas fossem de aprendizagem (reter, processar e produzir informação) e comportamento.

Segundo A. Jean Ayres, IS é um processo neurológico de organização de informações, provenientes do meio ou do próprio corpo, para que possam vir a ser utilizadas de maneira eficiente. É, portanto, a habilidade para receber as informações sensoriais do corpo e do ambiente, poder organizar essas informações e utilizá-las de maneira funcional na vida diária. Ocorre de forma automática à medida que a pessoa capta sensações nos receptores sensoriais, que incluem a pele, o ouvido interno, os músculos e as articulações.

Portanto, a integração das informações é um processo que ocorre desde a fase intra-uterina e se perpetua até que todas as funções do sistema nervoso estejam estabelecidas por volta da adolescência, permitindo a sobrevivência do indivíduo, dando sentido ao mundo e significado às interações com o ambiente.

Na Integração Sensorial importa a qualidade do estímulo, ou seja, em qualquer canal sensorial a informação recebida no sistema nervoso central precisa ser integrada e organizada. O objetivo é aumentar o processamento das informações no sistema nervoso central pela intervenção direta do terapeuta e do ambiente.

Com a melhora do processamento sensorial e motor haverá melhora da resposta da criança no ambiente; é o que foi denominado por Jean Ayres como respostas adaptativas. O ambiente será o motivador para que a criança experimente as sensações táteis, vestibulares e proprioceptivas que resultam do movimento com propósito. A motivação advinda do movimento normaliza a percepção sensorial e o desenvolvimento, levando ao planejamento motor; dessa forma, estabelece-se a relação entre as habilidades, o comportamento e as aferências sensoriais modificando a eficiência e a capacidade neuromotora da criança.

A terapia de Integração Sensorial pressupõe que o indivíduo apresente um distúrbio de integração sensorial, por isso requer que se utilizem as avaliações específicas, pois a terapia faz uso de atividades que promovem estimulação sensorial, em geral envolvendo equipamentos suspensos, atividades essas que devem ter significado para a criança e ser um convite a planejar e produzir respostas adaptativas.

Abordagem do tratamento do neurodesenvolvimento

As técnicas, nessa abordagem, seguem os princípios do neurodesenvolvimento tendo como bases teóricas o conhecimento do desenvolvimento motor normal, dos mecanismos de *feedback* e *feedforward*, dos componentes do movimento e do desenvolvimento motor atípico. São amplamente usadas por terapeutas ocupacionais no tratamento de pacientes com alterações neuromusculares.

O trabalho desenvolvido pelo dr. Karel Bobath e pela fisioterapeuta Berta Bobath, desde a década de 1940, a partir de estudos sobre os mecanismos neurofisiológicos na paralisia cerebral[3] e sobre o desenvolvimento motor nos diferentes tipos de

---

3. Paralisia cerebral é um termo utilizado para descrever as encefalopatias crônicas infantis não progressivas, que podem ter origem nos períodos pré, pós e perinatais, caracterizando-se pela presença de comprometimento motor de origem cerebral como componente principal.

paralisia cerebral, resultou numa técnica de tratamento que leva o nome de seus criadores, e tem como princípio básico a facilitação do desenvolvimento motor normal, pela inibição dos reflexos primitivos e das posturas anormais o mais precoce possível, aproveitando a maior plasticidade cerebral e prevenindo fixações de posturas, padrões de movimentos anormais e deformidades conseqüentes. A base desse tratamento, originalmente, foi desenvolvida e utilizada com crianças que apresentavam alterações neurológicas, em especial aquelas com o diagnóstico de paralisia cerebral. Posteriormente, foi utilizada no tratamento de adultos com hemiplegia.[4]

Considerando que a aprendizagem do movimento voluntário depende da própria execução do movimento, os autores preconizam que a sensação (proprioceptiva e tátil) do movimento deve ser aprendida pela movimentação ativa, e não se basear somente no movimento em si. As posturas básicas e os padrões de movimento são aprendidos para tornarem-se padrões funcionais. Pressupõem que o desenvolvimento ocorre por estágios que se relacionam com a aquisição das habilidades sensóriomotoras. Assim, é preciso que a criança primeiro adquira o controle cervical para então poder conseguir permanecer na posição sentada, arrastar-se primeiro para depois pôr-se em pé, andar etc.

O ato motor necessita das aferências – informações sensoriais – recebidas do ambiente (*feedback*) que irão guiar, dirigir e coordenar o movimento e a postura durante as atividades por uma preparação postural que precede a ação. Pode, ainda, estar relacionado às experiências anteriores que permitirão a antecipação do ato (*feedforward*), outro importante conceito que no início das formulações teóricas dessa técnica de tratamento ainda não havia sido reconhecido. Pela inibição de padrões de reflexos posturais anormais e reações associadas, tem

---

4. As causas mais freqüentes da hemiplegia no adulto são lesões vasculares, tumores ou traumas. E, hoje, aplica-se a pacientes com alterações musculares, imaturidade do sistema nervoso central, como nos casos de bebês prematuros, e outras intercorrências no desenvolvimento.

como objetivos normalizar o tônus mediante *input* tátil, proprioceptivo e cinestésico; estimular a simetria das posturas e a realização das atividades sensório-motoras na linha média, facilitando a movimentação normal e a dissociação dos movimentos; e desenvolver as reações de equilíbrio e endireitamento. Preconiza evitar posturas compensatórias e prevenir contraturas e deformidades por meio da manipulação, do posicionamento e do uso de órteses.

Ao adotar essa abordagem, o terapeuta ocupacional deve considerar fator importante a possibilidade de utilizar, em sua prática, atividades que sejam funcionais. Não adianta facilitar o movimento se este não conduzir a um objetivo final: a realização de atividades importantes no desenvolvimento e de interesse da criança. A atitude do terapeuta deve facilitar o envolvimento, a participação, o interesse e a iniciativa na criança, condições essas que levarão à percepção, e, como já mencionado, ao conhecimento.

O terapeuta ocupacional, ao estabelecer como meta atividades funcionais, deve pensar em atividades que proporcionem o desenvolvimento de habilidades motoras finas para a manipulação e preensão, fundamentais na independência das atividades de vida diária. O papel do terapeuta ocupacional é o de facilitar, com a assistência, a capacidade de interagir, descobrir e compreender o mundo, oferecendo condições ambientais que levem a criança, pela sua intencionalidade, à descoberta e transformação das relações com o ambiente. Portanto, o papel não é o de fazer pela criança, mas fazer com a criança e intermediar a ação, despertando seu interesse e sua curiosidade e encorajando sua participação.

A assistência em Terapia Ocupacional

As duas abordagens têm como objetivo melhorar as respostas adaptativas mediante a oferta de estímulos sensoriais que levam às respostas motoras. No entanto, a técnica Bobath enfatiza o controle motor (postura, tônus), enquanto a Integração Sensorial enfatiza o processamento sensorial dando como base um apoio vestibular, tátil e proprioceptivo. Em ambas o papel do terapeuta é o de facilitar as ações da criança, compreendendo uma posição de mediador entre a criança e o meio externo.

Temos o propósito de facilitar a ação da criança na realidade externa, por meio de atividades de interesse, no intuito de que elas possam ser significadas no cotidiano da criança e sejam importantes para o seu desenvolvimento, e não somente pensando na recuperação ou na melhora das limitações que a criança possa apresentar. O fazer atividades no dia-a-dia envolve outros aspectos além da razão motora, sensorial ou da capacidade cognitiva que, mesmo após um trabalho com objetivos no desenvolvimento de habilidades específicas, podem encontrar-se ainda comprometidas em razão de uma limitação orgânica. Por isso enfatizamos, na assistência em Terapia Ocupacional, os aspectos do desenvolvimento emocional e o contexto sociocultural no qual a criança vive.

Com as atividades, instrumento da Terapia Ocupacional, e nosso olhar investigando o fazer da criança em seu cotidiano, pensamos: quais atividades do bebê ou da criança são fundamentais para o seu desenvolvimento, considerando o momento em que se encontra nesse processo, sua história e seu contexto sociocultural? Se as razões que levaram a família dessa criança a ir em busca da Terapia Ocupacional provêm de alterações ou ausência do brincar, das atividades sensório-motoras, da exclusão escolar e de outros espaços sociais importantes para o desenvolvimento da criança, acreditamos que podemos proporcionar essas atividades, constituintes da relação terapêutica e inseridas no processo terapêutico, mas com propósitos que possam levar a transformações dessas mesmas atividades ou outras e das relações sociais dessa criança tendo a possibilidade de se tornarem parte do seu cotidiano. Se a necessidade da criança com incapacidades motoras e sensoriais é brincar para continuar se desenvolvendo de modo saudável, podemos utilizar a abordagem do tratamento do neurodesenvolvimento ou da Integração Sensorial na relação terapeuta–atividades–paciente, para facilitar o fazer dessa criança, o seu brincar. A aprendizagem, o desenvolvimento de habilidades específicas, o aumento da capacidade adaptativa estão presentes na realização da atividade, e o terapeuta ocupacional estará atento na aplicação de seus conhecimentos técnicos que possam facilitar esse fazer, incluindo, quando necessário, a indicação de equipamentos assistivos,[5] uma vez que o objetivo é que a criança venha a desenvolver esse fazer no seu dia-a-dia.

A literatura em Terapia Ocupacional na pediatria aponta, para o uso das atividades, o brincar, por exemplo, como um meio para motivar a criança durante o processo terapêutico, facilitando o uso das técnicas do neurodesenvolvimento. Os brinquedos são usados não para compor a brincadeira, mas escolhidos pelos terapeutas para estimular determinada habilidade, coordenação motora ou outras áreas com deficiência. Como dissemos, a técnica Bobath e outras foram construídas com propósitos específicos, pensando na melhora e na prevenção das disfunções sensório-motoras do paciente decorrentes de situações que caracterizam alteração no seu desenvolvimento. Para esses propósitos, essas técnicas têm seus alcances, dependendo da extensão da lesão, do tempo decorrido do seu aparecimento até o início do tratamento e de outros fatores. Mas quando utilizamos essas técnicas na assistência em Terapia Ocupacional, não devemos perder de vista que nosso olhar não está voltado somente para o desenvolvimento motor e sensorial da criança, mas como ela pode, tendo incapacidades motoras e sensoriais, realizar atividades que componham um dia-a-dia e sua história.

Diante da existência das incapacidades, podemos facilitar o desenvolvimento das habilidades que se encontram com deficiência ou descobrir novas habilidades, porém esse processo por si só não garante que o sujeito realize suas atividades, pois o fazer não depende somente das estruturas sensório-motoras e cognitivas. De um lado, treinar habilidades e desenvolver funções não implica que a criança desenvolva o seu brincar, sinal de saúde em seu desenvolvimento; de outro lado, a impossibilidade de desenvolver essa habilidade decorrente de uma deficiência dificulta, todavia não impede, a experiência da brincadeira.

Conforme relatos de Winnicott em sua obra *A criança e seu mundo*, o que vemos quando ela pega um objeto para levá-lo à

---

5. O equipamento assistivo visa facilitar as atividades do indivíduo, aumentando, mantendo ou melhorando suas habilidades funcionais. Pode ser adquirido comercialmente, ser modificado ou feito sob medida segundo as necessidades de cada um.

boca, explorá-lo e depois abandoná-lo, é muito mais que habilidades presentes numa época esperada do desenvolvimento neuromotor. A presença ou ausência dessas habilidades é algo importante a ser registrado, contudo, é necessário, fundamentalmente, compreender que, mais do que a habilidade, estamos observando a presença ou ausência da brincadeira. São experiências como a citada, entre tantas outras, que permitem à criança se desenvolver. O gesto, aqui, é compreendido como a intenção da criança e o exercício de sua autonomia, estabelecendo um sentido para o ato motor.

A criança com uma organização corporal diferente em razão de alteração de tônus muscular, alterações sensoriais, da percepção e motoras, deficiência mental, pode não ter uma vivência adequada por falta de estimulação, de um ambiente adequado e, às vezes, por não ser olhada como de fato é. Essa disfunção neuromotora ou sensorial pode levar a criança a ficar presa a determinado padrão ou comportamento cuja repetição mecânica não lhe permite estabelecer novas relações com o ambiente e planejar suas ações; muitas vezes seus movimentos são automáticos e não voluntários, o que dificulta sua aprendizagem e descoberta.

Nesse sentido, proporcionar um ambiente facilitador para o desenvolvimento tem fundamental importância como ação preventiva contra complicações clínicas e seus reflexos na constituição (orgânica e psíquica) desse sujeito. O terapeuta ocupacional ao utilizar-se da atividade do brincar, que é próprio da criança, tem o propósito de conduzir à aprendizagem das habilidades pelas experiências novas e prazerosas, levando à curiosidade, à espontaneidade e à tomada de decisões. O processo terapêutico possibilita a integração das experiências. O fornecimento de estímulos periféricos oferece a possibilidade de ocorrer rearranjos dos circuitos neuronais (plasticidade) relacionados às funções perceptivas, motoras e cognitivas da criança.

Outro aspecto a ser considerado é a busca da independência nas atividades da vida diária. Um ótimo recurso para a expressão da funcionalidade está na experiência e satisfação das necessidades básicas, pois a repetição do autocuidado é incorporada como aprendizado e como hábito no contexto social da criança.

O modelo de relação construído deve ser incentivado na esfera familiar. Faz parte da realidade social vivida pelo terapeuta ocupacional assistir uma clientela menos privilegiada, demandando uma ação que inclua seu ambiente social. Isto se faz necessário, pois as necessidades do indivíduo vão além da sua disfunção fisiológica, sendo necessário garantir sua inserção social.

Conclusão

No processo da Terapia Ocupacional, referindo-se à população infantil, enfatizamos que são as necessidades da criança que vão orientar os caminhos da assistência, pensando na criança e seu contexto, incluindo aqui, portanto, sua família. Essas necessidades são aquelas relacionadas à saúde dessa criança que, por diferentes motivos, apresenta prejuízos em seu processo de desenvolvimento buscando na Terapia Ocupacional uma assistência. Como dissemos, esse desenvolvimento saudável ocorre no encontro da criança com seu ambiente, quando diversas atividades serão realizadas permitindo a essa criança ter uma continuidade de existência pessoal e social.

Na Terapia Ocupacional propomos experiências e facilitamos à criança vivê-las de modo completo, a partir das suas possibilidades, considerando sua deficiência e/ou incapacidades, com o propósito de facilitar a (re)organização do cotidiano para ser e fazer.

Vimos que a Terapia Ocupacional, em sua intervenção com crianças, tem incorporado muitos modelos teóricos, como discutidos ao longo do capítulo, na tentativa de buscar facilitar o desenvolvimento mediante as atividades, principalmente o brincar, promovendo a motivação na direção da ação para a autopercepção e da melhora do relacionamento com o seu ambiente.

Trata-se de um trabalho que necessita de uma equipe de profissionais que saibam atuar de modo interdisciplinar, respeitando as particularidades de cada um, estabelecendo uma linha comum, um mesmo olhar sobre a criança e seu desenvolvimento, e não somente utilizando a mesma técnica, e, sobretudo, reconhecer a necessidade de compartilhar esse trabalho com a família que nos colocou no lugar privilegiado de cuidar, nesse momento, da sua criança.

Ter conhecimento sobre as condições e evolução clínica das doenças e alterações neurológicas é fundamental para que o terapeuta ocupacional possa compreender o risco ou a existência de incapacidades de ordem motora, sensorial, cognitiva e outras, mas nossa investigação recai nas desvantagens que essa criança está vivendo em seu cotidiano. É justamente nesse ponto, na possibilidade de inserção e participação social dos sujeitos, que a Terapia Ocupacional com seu conhecimento e técnicas tem muito a contribuir.

Referências bibliográficas

AMARAL, L. A. *Conhecendo a deficiência: em companhia de Hércules.* São Paulo, Robe Ed., 1995.

ANNUNCIATO, N. A. "Desenvolvimento do sistema nervoso". *Temas sobre Desenvolvimento*, v. 4, nº 24, São Paulo, Mennon, 1995, pp. 35-46.

BLANCHE, E. I. "Fazer junto com – não fazer para: a recreação e as crianças portadoras de paralisia cerebral". In: PARHAM, L. D. & FAZIO, L. S. *A recreação na Terapia Ocupacional pediátrica.* São Paulo: Santos Ed., 2000.

BOBATH, K. *Uma base neurofisiológica para o tratamento da paralisia cerebral.* 2ª ed. São Paulo, Robe Ed., 1984.

CORIAT, L. *Maturação psicomotora no primeiro ano de vida da criança.* São Paulo, Cortez & Moraes, 1977.

CORIAT, L. F. & JERUSALINSK, A. "Desarrollo y maduración". *Cuadernos del Desarrollo Infantil.* Centro Dra. Lydia Coriat, Buenos Aires, s.d.

DIAMENT, A. & CYPEL, S. (coords.). *Neurologia infantil.* 3ª ed. São Paulo. Atheneu, 1996.

GANEM, L. & HEYMEYER, U. *Observação de desempenho.* São Paulo, Mennon, 1993.

GESELL, A. & AMATRUDA, C. (1941) *Diagnóstico do desenvolvimento: avaliação e tratamento do desenvolvimento neuropsicológico do lactente e na criança pequena – o normal e o patológico.* 3ª ed. São Paulo/Rio de Janeiro, Atheneu, 1987.

LUNDY-EKMAN, L. *Neurociência – Fundamentos para a reabilitação.* Rio de Janeiro, Guanabara Koogan, 2000.

MAGALHÃES, L. *Integração sensorial.* São Paulo, Artevidade, 1999. [Apostila]

O CORREIO DA Unesco. "O mundo dos deficientes: eles querem participar". Rio de Janeiro, v. 9, n° 3, mar. 1981.

PARHAM, L. D. & FAZIO, L. S. *A recreação na Terapia Ocupacional pediátrica*. São Paulo, Santos Ed., 2000.

PLAISANCE, E. "Da deficiência física à deficiência sociocultural: aspectos teóricos e perspectivas de ação". In: D'AVILA NETO, M. L. (org.). *A negação da deficiência: a instituição da diversidade*. Rio de Janeiro, Achiamé/Socius, 1984.

SCHOEN, S. A. & ANDERSON, J. "Neurodevelopmental treatment frame of reference". In: KRAMER, P. & HINOJOSA, J. *Frames of reference for pediatric occupational therapy*. 2ª ed. Baltimore, Lippincott, Williams & Wilkins, 1999.

SPACKMAN, W. *Terapia Ocupacional*. 8ª ed. Madri, Editorial Médica Panamericana, 1998.

TAKATORI, M. *O brincar no cotidiano da criança com deficiência física: privilegiando um olhar para a construção das intervenções em reabilitação*. São Paulo, Instituto de Psicologia. USP, 1999, 233 pp. Dissertação de mestrado.

WINNICOTT, D. W. *O brincar e a realidade*. Rio de Janeiro, Imago, 1975.

—————. *A criança e seu mundo*. 6ª ed. Rio de Janeiro, Guanabara Koogan, 1982.

—————. "Da dependência à independência no desenvolvimento do indivíduo". In: *O ambiente e os processos de maturação*. Porto Alegre, Artes Médicas, 1990.

7

Terapia Ocupacional – princípios, recursos e perspectivas em reabilitação física

Ana Cristina Camillo Gollegã
Maria Cândida de Miranda Luzo
Marysia M. R. do Prado De Carlo

A profissão Terapia Ocupacional teve origem, oficialmente, nos Estados Unidos, no fim da Primeira Guerra Mundial, quando veteranos retornaram de suas atividades militares com diversas seqüelas e necessidades de reabilitação. Devido ao longo tempo de hospitalização e por sua incapacidade funcional, eles necessitavam de intensa terapia física ou ocupacional. Esse período foi chamado de "reconstrução", que está relacionado ao termo reabilitação, *reabilitare* (em latim), que significa restaurar.

Nossas raízes mais concretas estendem-se à Primeira Guerra Mundial, quando o país antecipava que, com as técnicas médicas e cirúrgicas aperfeiçoadas, grande número de feridos necessitaria de um programa ativo de reabilitação e que isso exigiria pessoal treinado. Isso levou às Auxiliares de Reconstrução e a um grande programa de reconstrução e reabilitação de guerra e pós-guerra. [...] Hospitais militares e civis requisitavam práticos treinados para reabilitar não apenas pacientes psiquiátricos e os feridos da guerra, mas o número crescente de deficientes crônicos também. (Woodside, 1979, p. 33)

Após mais de oitenta anos do seu nascimento, a Terapia Ocupacional evoluiu e ampliou-se seu campo de atuação. Porém seu objetivo fundamental de atingir o potencial funcional e ocupacional máximo de cada indivíduo, de modo que ele alcance autonomia e independência na sua vida cotidiana e efetiva inclusão social, ainda permanece. O surgimento das especialidades reforçou e acompanhou os avanços tecnológicos da área da saúde, o que fez com que a atuação profissional do terapeuta ocupacional assumisse dimensões novas e importantes. Atualmente, vamos muito além das atividades puramente ocupacionais e de recreação, características dos primeiros tempos da profissão.

O terapeuta ocupacional que trabalha na área da reabilitação física tem por objetivo habilitar ou reabilitar o indivíduo que apresenta uma limitação ou deficiência em seu desempenho, como decorrência de diferentes condições patológicas, o que interfere direta ou indiretamente em suas atividades cotidianas, tornando-o menos independente. Ao abordar de modo mais direto a disfunção motora do paciente, o terapeuta ocupacional faz uso de diversos tipos de atividades, como os exercícios, técnicas de manipulação corporal ou de reabilitação propriamente ditas; de equipamentos específicos, como os usados para a mobilização, estabilização, adaptação etc., que traduzem a objetividade da sua proposta e dos seus procedimentos de tratamento.

Numa visão holística do ser humano e do trabalho de reabilitação, compreendemos que o terapeuta ocupacional, mesmo agindo objetivamente sobre o corpo, dispõe de recursos e desenvolve procedimentos terapêutico-ocupacionais que atuam também sobre sua mente e podem promover sua inserção social. Todos estes aspectos estão constantemente interagindo, sendo que qualquer alteração em um destes componentes poderá acarretar um prejuízo no todo, mas os esforços terapêuticos podem promover um reequilíbrio, nesse todo, se forem orientados no sentido de se alcançar uma melhor qualidade de vida.

Contudo, é preciso observar que as tendências do mercado de trabalho e algumas das demandas das populações atendidas levaram muitos terapeutas ocupacionais, principalmente os que atuam nessa área de reabilitação física, a se especilizarem e dirigirem seus esforços terapêuticos mais para a promoção da função do membro superior, o aprendizado do paciente sobre sua vida diária e seu desempenho ocupacional. Mesmo nessa perspectiva mais técnica e especializada de processo terapêutico, continuam sendo seus objetivos fundamentais, como já mencionado anteriormente, a promoção da qualidade de vida, a autonomia e a independência do paciente, tanto no seu desempenho funcional quanto ocupacional.

De qualquer forma, para que o terapeuta ocupacional possa desenvolver uma prática profissional consistente e eficaz em reabilitação física, necessita, na sua formação, de conhecimentos científicos de anatomia, fisiologia, técnica de reparos, acompanhando os avanços da cirurgia e dos cuidados emergenciais, entre outros, os quais direcionam e facilitam a realização dos procedimentos de reabilitação. Logo, as relações entre terapeutas ocupacionais e médicos foram sendo estabelecidas ao longo dos anos, sobretudo em razão da necessidade de aprofundamento e consolidação das próprias práticas assistenciais dos terapeutas ocupacionais.

A Terapia Ocupacional foi fundada e logo teve apoio de médicos, principalmente psiquiatras, ortopedistas e neurologistas, mas eles também muito questionaram seus conhecimentos e habilidades. Assim, segundo Woodside, ao mesmo tempo que se beneficiaram do conhecimento médico e da sua estrutura organizacional, os terapeutas ocupacionais foram se tornando subservientes à sua liderança. (Woodside, 1979, p. 156)

Entretanto, hoje aquela condição de subalternidade em relação aos profissionais médicos não é mais verdadeira. A par com os avanços das ciências médicas, a Terapia Ocupacional foi se aperfeiçoando, demonstrando competência clínica e tecnológica em relação à abordagem de seus pacientes, maximizando seu potencial funcional de aplicação. O terapeuta ocupacional tornou-se um profissional *high-touch*, com a missão de auxiliar seus pacientes a resgatar sua autonomia e seu próprio sentido de independência.

Inicialmente, a maioria dos casos diagnosticados e tratados pelos terapeutas ocupacionais referia-se a traumatismos cranianos, grandes amputações e traumas raquimedulares. Posteriormente, o programa de reabilitação física se estendeu para pacientes neurotraumato-ortopédicos, com fraturas, patologias reumáticas, patologias congênitas e pequenas lesões, como as amputações de extremidades. O estudo sobre a motricidade humana e, em particular, sobre a funcionalidade do membro superior tornou-se cada vez mais minucioso e necessário; com isto, pode-se comprovar a ótima evolução dos pacientes submetidos a programas intensivos de reabilitação exercidos por terapeutas ocupacionais.

A reabilitação da mão e os programas de retorno ao trabalho são bons exemplos de como o terapeuta ocupacional, como membro de uma equipe de reabilitação, pode tratar objetivamente seu paciente, acompanhando-o até a sua efetiva reinserção social, laboral e independência na sua vida cotidiana. Esse profissional tem um importante papel no desenvolvimento desse programa, direcionando o enfoque da equipe ao informar e enfatizar constantemente a condição funcional e ocupacional do paciente e seu prognóstico futuro.

O corpo como centro do processo terapêutico

Na área de reabilitação física, o terapeuta ocupacional tem, fundamentalmente, como objeto central de seu trabalho o corpo do sujeito que está em reabilitação. Porém, em geral, é um corpo que não está adequado aos padrões estéticos e de produtividade estabelecidos socialmente.

O padrão corporal de nossa sociedade está ligado aos atributos de independência, eficiência e beleza, sendo que uma transgressão dessas gera sentimentos discriminatórios em relação ao transgressor e sentimentos de inadequação por parte deste.

A pessoa deficiente física, ao apresentar um corpo dotado de alguma anormalidade, transgride tais tabus, [...] vivencia impossibilidades e incapacidades corporais, que além de indesejáveis a partir do padrão de produtividade, que exige um corpo-máquina perfeito e eficiente, foge aos padrões estéticos de beleza, consumo e prazer. (Rocha, 1991, p. 185)

Além das exigências sociais quanto à aparência e à constituição física do corpo da pessoa com deficiência (do ponto de vista estético), há outros dois aspectos fundamentais a se considerar. Em primeiro lugar, a representação social que se tem sobre o corpo da pessoa deficiente – como aquele que é, de maneira genérica, incapaz para tudo, independentemente do problema que o afetou. Há, também, a questão do significado do corpo para o próprio paciente; ele, por vezes, necessita aceitar e adaptar-se a uma nova estrutura física (no caso de lesão adquirida), aprendendo a lidar com ela e com as limitações que sua nova condição lhe impôs, embora partilhe ou não da noção de "perfeição" que a sociedade (ideologicamente) impõe.

Esse corpo considerado "imperfeito", "inadequado", "deficitário" ou "improdutivo" busca cuidados profissionais do terapeuta ocupacional. Contudo, a atuação profissional não deve nortear-se pelo simples objetivo de tornar o corpo "adequado" àqueles padrões culturalmente predominantes, até porque isso pode ser impossível, dependendo do problema ou necessidade apresentados pelo sujeito. A meta deve ser auxiliar e apoiar o paciente, por meio de todos os recursos técnicos e tecnológicos disponíveis, a fim de encontrar seu nível máximo de satisfação pessoal, com relação à sua vida ocupacional.

O processo terapêutico-ocupacional é também um processo de autoconhecimento e de construção de um novo olhar sobre si mesmo, como alguém "capaz" de ser autônomo e de realizar diferentes atividades, ainda que se valendo de recursos assistivos para isso (os quais abordaremos posteriormente). Superado o choque e a perplexidade iniciais (após a lesão), algumas pessoas conseguem investir sua energia na recuperação dos movimentos possíveis, aproveitando os recursos terapêuticos que estiverem ao seu alcance; outras não conseguem fazê-lo, muitas vezes por não acreditarem que podem se recuperar, nem que podem conseguir utilizar meios ou recursos alternativos para superar suas dificuldades ou incapacidades.

Assim, o sucesso dos programas de reabilitação física nas diferentes lesões neurotraumato-ortopédicas depende, em grande parte, do suporte e da motivação que o terapeuta ocupacional pode oferecer ao paciente, fazendo-o compreender sua lesão, suas possibilidades reais de recuperação, seus limites funcionais e as possíveis adaptações que serão necessárias para que a funcionalidade seja resgatada.

Etapas e procedimentos no processo terapêutico-ocupacional

Para que o terapeuta ocupacional possa obter informações fidedignas sobre seu cliente e possa informá-lo, realisticamente e com segurança, sobre suas possibilidades futuras, ele deve desenvolver procedimentos consistentes de avaliação, como etapa importante do processo terapêutico para o delineamento do melhor tratamento a ser desenvolvido. Atualmente, a avaliação subjetiva superficial, da condição clínica e evolução do paciente, não é mais aceitável, pois o conhecimento científico e a existência de equipamentos e técnicas de observação e mensuração permitem uma avaliação profunda e objetiva do paciente em reabilitação física.

Com base nos conhecimentos anatômicos e fisiológicos, o terapeuta ocupacional pode usar técnicas específicas para a medição da amplitude articular de movimento, por exemplo (ASHT, 1992). Além de compreender a estrutura articular e sua relação com o movimento, deve estudar a musculatura e compreender a estrutura neuroanatômica, para poder avaliar as respostas motoras, as alterações sensitivas relacionadas ao sistema nervoso periférico ou central, a percepção da dor, a cinestesia e a propriocepção e para adequar as medidas de força muscular e preensão aos níveis de lesão e às deficiências funcionais, entre outros aspectos.

Temos, como exemplos destas técnicas que nos oferecem dados objetivos: a goniometria, a dinamometria, a volumetria e testes sensoriais (monofilamentos Semmes-Weistein, discriminador de dois pontos, diapasão, Moberg). Para uma avaliação objetiva da eficácia do programa de exercícios terapêuticos, podemos fazer uso, por exemplo, de máquinas de mensuração, como o Baltimore Therapeutic Equipment (BTE) e o Work Simulator.

Na prática, munido de dados de avaliações qualitativas e quantitativas, após o estudo minucioso dos dados construídos e da análise das condições posturais patológicas apresentadas e o impacto desse *status* no desempenho funcional, o terapeuta ocupacional realiza o planejamento do tratamento e estabelece um programa, com condutas terapêuticas de acordo com as necessidades específicas do paciente. Esse programa de reabilitação física está relacionado, basicamente, aos objetivos de prevenção de deformidades e de preparação para a função e promoção da independência, que serão apresentados a seguir.

A prevenção de deformidades

No processo de reabilitação, os procedimentos terapêuticos voltados à prevenção de deformidades são tão fundamentais e necessários para evitar as seqüelas do imobilismo quanto o processo de restauração funcional. Independentemente da opção do médico pelo tratamento terapêutico ou cirúrgico, prevenir uma deformidade é mais fácil que corrigi-la.

O tecido conectivo submetido à imobilização e ao estresse da privação do movimento natural do corpo perde a ação da colagenase, resultando numa perda de tecido elástico. Essa alteração do tecido colágeno se inicia em poucas semanas, porém, para revertermos esse processo é necessário o tratamento por um tempo prolongado, em alguns casos meses de acompanhamento sem garantias de restituição da mobilidade plena da articulação afetada.

A estruturação da rigidez, até a formação de contraturas, requer um trabalho terapêutico intenso ou uma intervenção cirúrgica para a reversão do quadro. Caso a contratura instalada seja irreversível, teremos uma deficiência de movimento, implicando uma perda funcional com possíveis complicações para a independência do paciente.

Desse modo, o tratamento de reabilitação inclui vários procedimentos: o posicionamento adequado do corpo e membros, com atenção para as extremidades; o controle do edema; os exercícios de movimentação ativa e a mobilização passiva, quando a movimentação ativa não é suficiente ou possível.

1. A manutenção do posicionamento adequado ao longo do dia, independentemente da presença do terapeuta ocupacional, é fundamental para a prevenção da rigidez e da retração dos tecidos moles e cicatriciais. A utilização de recursos de tecnologia assistiva, como órteses, equipamentos adaptáveis ao leito, mobiliário e cadeiras de rodas, auxilia no posicionamento adequado do paciente, prevenindo posturas inadequadas e potencializando os efeitos dos exercícios e manobras realizados na sessão de terapia ocupacional. Pela importância das órteses como recursos tecnológicos no processo terapêutico-ocupacional, daremos um destaque especial ao tema.

A órtese aplica um estresse externo à articulação de forma suave, auxiliando na obtenção de resultados terapêuticos o mais precocemente possível e abreviando o tempo de tratamento. É utilizada para controlar, preservar, modificar e influenciar a mobilidade, sendo que a definição sobre qual tipo é o mais adequado se dá em razão do objetivo terapêutico estabelecido. As órteses podem ser classificadas como pré-fabricadas (padronizadas) ou feitas sob medida (para atender a necessidades individuais), e ainda podem ser estáticas (figura 1) ou dinâmicas (figura 2).

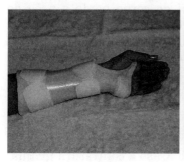 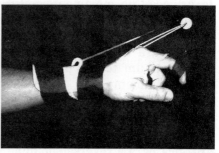

Figura 1 – Órtese estática.   Figura 2 – Órtese dinâmica.

A falta de uma padronização da nomenclatura sempre representou uma dificuldade no entendimento entre quem prescreve a órtese e o profissional que a confecciona. Por essa razão, em 1992, a American Society of Hand Therapists (ASHT, 1992) adotou um sistema de classificação de órteses para que, de maneira prática e utilizando uma terminologia menos coloquial, se pudesse descrever as propriedades destas, considerando seus objetivos e propósitos. Essa definição foi feita baseada numa série descritiva de quatro aspectos:

- o "foco anatômico" ou a articulação que é o foco da aplicação da órtese;
- a "direção do movimento" define o sentido do movimento (flexão, extensão);
- a "função primária" descreve se o intuito é mobilizar, imobilizar ou restringir o movimento;
- as "articulações secundárias" indicam o número de articulações que serão incluídas na órtese.

De maneira geral, as órteses são utilizadas para posicionar ou tracionar, quando a manutenção ativa da postura desejada, utilizando a força gerada pelo trabalho muscular, não é possível ou suficiente e quando o exercício terapêutico, por si só, não estimula esse trabalho muscular ou não resolve as contraturas e retrações que afetam a mobilidade articular.

As órteses que têm por objetivo primário a mobilização promovem ou aumentam a mobilidade das articulações envolvidas e estão indicadas para os casos de retrações tendíneas e cicatriciais, contraturas articulares e para aumentar ou manter a amplitude de movimento ativa e passiva das articulações. As que têm por objetivo principal a imobilização são utilizadas para bloquear os movimentos, para proteção, repouso ou prevenção de movimentos indesejados, para reduzir a inflamação e a dor e para substituir em perdas da função muscular. As restritivas permitem mobilidade parcial da articulação numa amplitude predeterminada.

Com o uso de órteses, também pode se obter o alongamento dos tecidos. Um paciente com traumatismo craniano, por exemplo, apresenta espasticidade que pode ser exacerbada pela presença de reflexos anormais dominantes, uma hiper-resposta central e do sistema nervoso autônomo. Nesse caso, mediante uma intervenção terapêutica apropriada e com o uso de órteses, pode ser controlado o encurtamento da unidade musculotendínea e evitadas as contraturas, bastante perniciosas à recuperação e independência funcional do paciente.

Para o planejamento e confecção de uma órtese, princípios anatômicos e biomecânicos devem ser respeitados, pois são de fundamental importância para que o produto final esteja correto do ponto de vista técnico e satisfaça as expectativas tanto do cliente quanto do seu médico. Os aspectos anatômicos mais importantes a serem considerados são:

- os arcos da mão, cuja mobilidade permite que a mão se espalme ou se enconche para acomodar os objetos durante a preensão;
- as pregas da mão, que são marcas de superfície que mostram os movimentos das estruturas subjacentes; durante a confecção, elas devem ficar liberadas, permitindo, dessa forma, a mobilidade das articulações;

- as proeminências ósseas, que ficam expostas à concentração de pressão e ao atrito;
- as estruturas ligamentares, que são responsáveis pelo alinhamento e estabilização das articulações; essas podem ficar expostas a tensão desigual, provocando desvios lineares devido aos exageros de tensão durante o posicionamento.

Desse modo, as órteses tornaram-se os recursos terapêuticos de Terapia Ocupacional mais largamente conhecidos e utilizados na reabilitação das afecções do aparelho locomotor. Baseado nos dados coletados e no estudo dos materiais disponíveis, o terapeuta ocupacional projeta a órtese com criatividade e cientificidade, associando conceitos de física básica (como as leis da inércia e da gravidade, a composição e resolução de forças, o estudo dos braços de alavanca, movimentos circulares e *momentum*) à habilidade manual de modelagem de um artista.

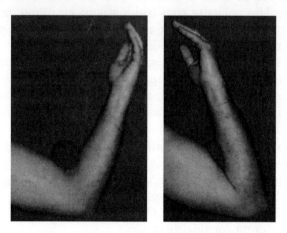

Figura 3 – O edema representa um obstáculo direto à mobilidade.

2. Outro fator que pode levar à instalação definitiva de deformidades, com perda da função, é o edema. Quando o processo inflamatório acomete um tecido, gera-se um aumento da vascularização localizada por dilatação dos vasos, permitindo um maior aporte de células sangüíneas de defesa à área afetada,

resultando em edema e aumento do líquido sinovial ao redor das fibras musculares. Por sua vez, o edema contribui de várias maneiras na formação da rigidez articular, pois, atuando no lado côncavo da articulação, representa um obstáculo direto à mobilidade.

O acréscimo do volume das estruturas também aumenta a alavanca de torque e a excursão da pele necessária para realizar determinada amplitude articular e produz uma orientação no sentido transversal das fibras do tecido conectivo, tornando as estruturas mais resistentes ao alongamento no sentido longitudinal (figuras 4A e 4B).

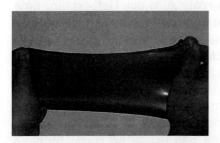 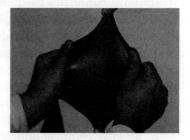

Figura 4 – Utilização de faixa elástica para ilustração da ação do edema na orientação das fibras. A. Orientação longitudinal das fibras.
B. Orientação transversal das fibras devido ao edema.

Na tentativa de reduzir o edema, ocorre a deposição de fibrina nesse sistema, para a coagulação das células sangüíneas, que promove aderências intersticiais, fatores ainda mais deletérios à articulação, pois levam ao enrijecimento da articulação. Quanto maior essa aderência, maior a probabilidade de se desenvolver uma contratura, já que a musculatura perde o potencial de contração e relaxamento. Quando esse edema não é tratado adequadamente, pode exercer pressão sobre nervos, vasos sangüíneos, estruturas articulares, retardando a recuperação, causando dor e a perda da mobilidade articular.

Para o controle do edema, entre as várias técnicas utilizadas, podemos citar como as mais efetivas: a realização de exercícios ativos de amplitude de movimento articular, para a absorção dos fluidos e mobilização tecidual; a elevação do membro e prescrição de atividades com os membros elevados; a compressão dos tecidos por meio da massagem retrógrada, enfaixamentos compressivos e luvas de compressão; a realização de atividades com objetos gelados ou submersos em água a baixas temperaturas, visando à vasoconstrição.

3. Durante as sessões de Terapia Ocupacional, as mobilizações passiva e/ou ativa são sempre aplicadas para que um efetivo trabalho musculoesquelético possa ser desenvolvido. A movimentação precoce ativa é extremamente importante para diminuir a formação de aderências cicatriciais, limitadoras de movimento, e para permitir a formação de um tecido mais forte e resistente conforme estudos realizados por Gelberman, uma vez que favorece a cicatrização intrínseca do tecido lesado.

Apesar de diversas atividades utilizarem movimentos básicos comuns, o desempenho humano é altamente específico para determinada tarefa. Existe uma certa facilitação dos movimentos em nível periférico e central, relacionada à execução de exercícios básicos; isso faz com que, por exemplo, o ato de andar facilite a corrida, que por sua vez facilita o saltar.

É preciso compreender que não existe no corpo humano um músculo que atue isoladamente; há uma relação estreita entre agonistas e antagonistas, que interagem para a realização de um movimento. Por mais simples que seja a ação de um músculo na execução de um exercício, certa quantidade de energia é gasta tanto nas reações metabólicas conhecidas quanto para vencer a resistência de seu antagonista, para ativação muscular e produção de determinado movimento, que é modulado por diversos componentes neurológicos, de perícia e aprendizado.

Assim, com base nos conhecimentos de cinesiologia, o terapeuta ocupacional pode desenvolver um programa de reabilitação individualizado para cada pessoa, identificando o problema, sistematizando-o e motivando o paciente, envolvendo-o no processo terapêutico para a conquista de sua autonomia e independência. Mediante a análise da atividade motora, o terapeuta ocupacional consegue atuar visando facilitar a execução de um movimento, lançando mão do posicionamento articular, utilizando forças intrínsecas ou extrínsecas para vencer as resistências teciduais.

O fortalecimento de um grupo muscular é realizado pelo aumento da resistência a ser vencida por esses músculos. Seguindo o princípio da sobrecarga, para ganho de força muscular a resistência deve ser maior que a capacidade do músculo, fazendo com que este, durante a sua atividade, recrute um número cada vez maior de unidades funcionais. O tipo de contração muscular também influencia o desenvolvimento de força – a maior produção de tensão muscular ocorre na contração excêntrica, situação na qual o músculo se alonga durante a contração.

O surgimento recente do Continuous Passive Motion (CPM) [Movimentação Passiva Contínua], como um recurso na reabilitação física (figura 5), facilitou o direcionamento e a aplicação da mobilização passiva na prevenção de rigidez articular e retração muscular. Esse aparelho pode ser utilizado pelo paciente além do período da terapia com maior segurança e eficácia, porém, devido ao seu alto custo, nem sempre esse recurso está disponível para o uso. Já as órteses dinâmicas, que apresentam mobilidade e dispositivos de tração, cumprem o mesmo papel do CPM e a um custo menor, permitindo uma mobilização ativa dirigida que facilita ainda mais o retorno venoso e intensifica a movimentação precoce.

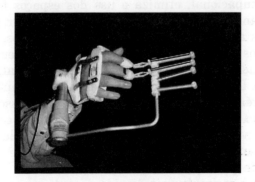

Figura 5 – A movimentação passiva contínua promove a mobilização intermitente das articulações prevenindo a instalação da rigidez articular.

Contudo, para que o terapeuta ocupacional alcance a manutenção dos resultados obtidos pela sua intervenção durante a sessão de terapia, ele deve orientar seu paciente para que sejam mantidos os movimentos corporais desejados, além do horário da terapia, o porquê de serem realizados e de que forma adequada deverão ser feitos.

Preparação para a função e promoção da independência

O estudo da vida ocupacional do paciente e a estruturação de um programa terapêutico, de modo que o sujeito possa alcançar maior funcionalidade e independência em sua cotidianidade, são partes fundamentais da abordagem do terapeuta ocupacional. Ele deve elaborar o programa e acompanhar criteriosamente a evolução do paciente para que este alcance seus objetivos de tratamento.

O sucesso do processo terapêutico depende muito da condução do caso desde o princípio e da expectativa que o terapeuta criou para o paciente em relação a suas possíveis conquistas e limitações. Devemos ser realistas e analisar o contexto de vida do paciente, priorizando suas necessidades no desempenhar das funções em todas as dimensões de sua vida ocupacional, principalmente em casa e no trabalho.

O terapeuta ocupacional, com o objetivo de levar seu cliente a ser uma pessoa mais independente do ponto de vista funcional e ocupacional, otimiza o uso dos espaços físicos, como cozinha, banheiro, jardim, área de trabalho e lazer, por meio de adaptações ambientais e de utensílios específicos, provendo-o de condições para que desempenhe suas atividades no seu máximo de independência. Dentre elas, estão as atividades de vida diária (AVDs), mais relacionadas à automanutenção individual, porém o cotidiano é muito mais do que isso, é mais do que a rotina. Na realidade, a vida ocupacional é composta por todas as atividades que realizamos no dia-a-dia, desde o levantar pela manhã até a noite, as quais fazem parte do cotidiano e variam de pessoa para pessoa, de acordo com as condições individuais e socioculturais da vida de cada um.

Entretanto, não são só as atividades da vida diária que têm sido alteradas pelos avanços tecnológicos da vida moderna. As inovações científicas e tecnológicas têm modificado, constante e acentuadamente, também as técnicas e tecnologias de reabilitação, contribuindo para o aumento dos recursos terapêuticos utilizados pelos profissionais. Nesse sentido, há terapeutas ocupacionais que têm baseado suas ações práticas nesses desenvolvimentos tecnológicos e se valido de sua capacidade de criação de novos instrumentos para modificar a vida do homem que teve suas habilidades e capacidades comprometidas, para melhorar o seu desempenho.

O terapeuta ocupacional é o profissional que, tendo tido formação para analisar a atividade humana em condições típicas ou atípicas de desenvolvimento, é capaz de explorar ao máximo o potencial do indivíduo no seu desempenho funcional/ocupacional e, por isso mesmo, pode desenvolver, indicar e aplicar artigos de tecnologia assistiva com a maior competência e eficácia.

Denominamos *tecnologia assistiva* os recursos externos usados pelos terapeutas ocupacionais para substituir as perdas de funções motoras durante o processo de tratamento ou quando já não é possível resgatar as funções normais com as técnicas de reabilitação. Com os recursos da tecnologia assistiva o terapeuta estuda, desenvolve e aplica técnicas e procedimentos que possam diminuir o impacto das perdas funcionais, temporárias ou não, por intermédio de recursos que auxiliem o indivíduo com limitações ou deficiências funcionais a aumentar sua independência e melhorar o domínio de seu ambiente físico e social. Ela ajuda a compensar os efeitos das disfunções de maneira ativa e positiva, focando não o que foi perdido, mas o que é possível, construtivo e pode ser realizado.

Tecnologia assistiva foi definida pela *tech act legislation* e adotada pelo Individuals With Disabilities Education Act (IDEA) como: "Qualquer item, peça de equipamento ou sistema de produto, quer sejam adquiridos comercialmente, modificados ou feitos sob medida; utilizados para aumentar, manter, melhorar o desempenho funcional do indivíduo com incapacidades" (http://www.ideapratices.org).

Ainda segundo o IDEA, um serviço de tecnologia assistiva é qualquer serviço que auxilie diretamente um indivíduo com limitações funcionais na seleção, aquisição ou no uso de um dispositivo de tecnologia assistiva.

Essas definições são abrangentes e incluem dispositivos de alta tecnologia, aqueles de tecnologia bastante simples e os softwares. Em todo caso, equipamentos de tecnologia assistiva são utilizados para promover uma vida mais independente, produtiva e prazerosa, podem ser simples ou complexos, produzidos em série, modificados para ser personalizados ou confeccionados sob medida para atender a necessidades específicas. Essas soluções tecnológicas melhoram as habilidades do indivíduo para aprender, competir, trabalhar e interagir no ambiente social.

Perspectivas

O terapeuta ocupacional, como todos os profissionais de reabilitação, depende de sua habilidade técnica e da resposta do paciente para alcançar seu objetivo terapêutico. Essa realidade, associada à evolução do conhecimento na área da saúde, impulsiona o profissional de Terapia Ocupacional a buscar o aprofundamento de seus princípios e procedimentos, muitas vezes por uma maior especialização no seu campo mais específico de atuação; encoraja-o para a descoberta de novas técnicas mais científicas, novos métodos de tratamento, novos protocolos e novas opções diferenciadas, para uma abordagem cada vez mais dirigida para as necessidades e possibilidades de cada pessoa.

Assim, a partir de seu aprimoramento técnico-científico, o terapeuta ocupacional vem conquistando um lugar de destaque na equipe de saúde, em especial na área da reabilitação física. Nesse sentido, várias práticas vêm se destacando no campo da Terapia Ocupacional, cujo profissional, científica e tecnologicamente embasado, vem sendo reconhecido e considerado imprescindível à recuperação de pacientes lesionados, em fase de recuperação pós-cirúrgica, entre outros.

Todo profissional que contribui para o processo de reabilitação deve aprender a prevenir, preparar e promover o desenvolvimento humano, reconhecendo que o envolvimento terapêutico e a motivação são fundamentais para a reabilitação. Para isso, não devemos esquecer do seu papel como educador em que, pelo envolvimento do paciente no processo terapêutico, a compreensão de suas deficiências e suas limitações e o porquê de todas as fases do seu tratamento, o faz se apropriar do objetivo da cura. O paciente deixa a condição passiva de receber as técnicas de tratamento e torna-se ativo, participativo, sendo a atividade terapêutica o meio de sua ação dirigida e coordenada pelo terapeuta ocupacional.

Devemos observar, como diferencial da Terapia Ocupacional na área da reabilitação física, a ênfase com que esse profissional "olha" seu paciente a partir da dimensão da sua vida cotidiana, tendo por base (mas indo além) as técnicas de reabilitação funcional, colocando-as como meio para que se atinja um objetivo maior, qual seja, a inclusão social da sua clientela, a partir da conquista da máxima independência e autonomia possíveis na vida ocupacional.

Referências bibliográficas

BOWERS, W. H. & TRIBUZI S. M. "Functional anatomy". In: STANLEY, B. & TRIBUZI, S. M. *Concepts in hand rehabilitation.* Filadélfia, F. A Davis, 1992.

BRAND, P. W. "The forces of dynamic splinting: ten questions before applying a dynamic splint to the hand". In: HUNTER, J. A, MACKIN, & E. J, CALLAHAN, A. D. *Rehabilitation of the hand, 4ª* ed. St Louis, C. V. Mosby, 1995.

BRAND, P. W. & HOLLISTER, A. *Clinical mechanics of the hand,* 3ª ed. St Louis, C. V. Mosby, 1999.

CANNON N. M, et al. *Manual of Hand Splinting.* Nova York, Churchill Linvingstone, 1985.

COLDITZ, J. C. "Therapist's management of the stiff hand". In: HUNTER, J. A.; MACKIN, E. J. & CALLAHAN, A. D. *Rehabilitation of the hand,* 4ª ed. St Louis, C. V. Mosby, 1995.

FESS, E. E. & KIEL, J. H. "Neuromuscular treatment: upper extremity splinting". In: WILLARD & SPACKMAN: *Occupational therapy.* 9ª ed. Baltimore, Lippincott Williams & Wilkins, 1998.

FESS, E. E. & PHILIPS, C. *Hand splinting: Principles and methods,* 2ª ed. St Louis, C. V. Mosby, 1987.

LASTAYO, P. C. "Continuous passive motion for the upper extremity". In: HUNTER, J. A.; MACKIN, E. J. & CALLAHAN, A. D. *Rehabilitation of the hand,* 4ª ed. St Louis, C. V. Mosby, 1995.

ROCHA, E. F. "Corpo deficiente: um desvio da norma?" *Revista de Terapia Ocupacional da USP,* 2(4): 182-87, 1991.

Splint Classification System, American Society of Hand Therapists, 1ª ed. 1992

Tech act legislation – Individuals With Disabilities Education Act – IDEA Http://www.ideapratices.org

TROMBLY, C. A. *Occupational therapy for physical dysfunction.* 4ª ed. Baltimore, Lippincott Williams & Wilkins, 1997.

VAN LEDE, P. & VAN VELDOHOVEN G. *Therapeutic hand splints – A rational aproach*. Volume I – Mechanical and biomecanical considerations, Leuven, Bélgica, ACCO Press, 1998.

WOODESIDE, H. H. "O desenvolvimento da Terapia Ocupacional 1910-1929". In: *Terapia Ocupacional aplicada à saúde mental e psiquiatria* (trabalho traduzido e compilado pelos cursos de graduação em TO da Faculdade de Ciências Médicas de Belo Horizonte e PUC/CAMP), 1979, pp. 30-40. Mimeo.

8
A Terapia Ocupacional na interface da saúde e do trabalho

Marisol Watanabe
Stella Maris Nicolau

Atualmente, a Terapia Ocupacional vem oferecendo importantes contribuições no campo da Saúde e do Trabalho, tanto no Brasil como na América do Norte. Um artigo recente da Associação Americana de Terapia Ocupacional (2001) aponta a consultoria em ergonomia como uma das dez novas áreas emergentes de atuação na profissão. Justifica tal demanda pela crescente consciência das relações entre os fatores ocupacionais e o adoecimento, sobretudo pelo advento dos distúrbios osteomusculares relacionados ao trabalho (DORT), inicialmente denominados lesões por esforços repetitivos (LER), além da necessidade de as empresas investirem em programas preventivos como forma de se precaverem de possíveis indenizações trabalhistas por parte dos lesionados.

Estudos têm apontado a crescente valorização da pesquisa em ergonomia pelos terapeutas ocupacionais que se utilizam dos rigorosos modelos conceituais e de análise dessa disciplina cujos procedimentos são semelhantes aos da análise de atividades em Terapia Ocupacional. Um artigo da revista canadense *Dion-Hubert & Therriault* ressalta a importância desse profissional nos programas de prevenção e reabilitação profissional desenvolvendo métodos de avaliação que permitam relacionar as capacidades de trabalho de um indivíduo e as exigências de dado posto de trabalho.

A relação da Terapia Ocupacional com o trabalho permeia toda a história da profissão. Afinal, a profissão nasceu para habilitar e/ou reabilitar e inserir no mundo do trabalho uma população que dele estava alijada: portadores de distúrbios mentais, de deficiências físicas e/ou sensoriais, portadores de deficiências mentais e até pessoas em instituições penitenciárias.

Contudo, essa prática realizava-se inicialmente sob uma perspectiva bastante reducionista, paternalista e mesmo segregativa, sem qualquer reflexão crítica acerca da organização do trabalho para o qual se preparava, ou melhor, se treinava a clientela atendida.

Os anos 1980 e 90 trazem novos ares para a Terapia Ocupacional. Diversos profissionais, como Alves, Dakuzaku, Magalhães, Nunes, Soares, Struffaldi e Tissi, produzem um discurso mais consistente acerca da relação trabalho–saúde, mas poucos abordam especificamente a atuação da Terapia Ocupacional nesse campo. Este capítulo visa fornecer um panorama geral do que vem sendo realizado em Terapia Ocupacional na interface saúde e trabalho. Porém, antes, faz-se necessário contextualizar e refletir sobre o termo "trabalho".

Trabalho: conceitos e reflexões

A história, a sociologia do trabalho e outras ciências humanas comprovam que, com o passar dos anos, o conceito sobre o trabalho foi se transformando e acompanhando as mudanças políticas, sociais, econômicas, organizacionais, os avanços tecnológicos e, ainda, mostrando-se diferente de cultura para cultura.

O trabalho pode ser compreendido como a atividade que possibilita ao homem diferenciar-se das outras espécies animais na medida em que transforma elementos da natureza para suprir necessidades biológicas mediante ações conscientes e planejadas, isto é, somente o homem tem a capacidade de delinear antecipadamente um plano de ação para em seguida realizá-lo (racionalidade estratégica teleológica). Esse processo requer a criação de instrumentos e o desenvolvimento de laços de cooperação social para que a vida humana seja mantida e reproduzida.

A forma de trabalho que mais se conhece, a que se instalou com o advento da industrialização, é uma invenção da modernidade. Será que ela pode ser considerada uma atividade que o trabalhador executa para si mesmo? Ou uma atividade que ele pode controlar? Ou, ainda, uma atividade em que ele é capaz de expressar a autonomia e para a qual é insubstituível? Ou, mesmo, um trabalho artístico, doméstico e de autoprodução? Tudo indica que não. Então, o que é o trabalho hoje? Pode-se dizer que é uma atividade reconhecida por outros como útil e, por isso, remunerada.

O capitalismo industrial instituiu a produção de mercadorias em série, isto é, uma nova maneira de os homens organizarem o processo produtivo para garantir a sobrevivência e para gerar riquezas. O trabalho na fábrica caracteriza-se por uma divisão bastante especializada das tarefas, em que cada trabalhador realiza um fragmento de determinado produto sob um ritmo imposto pela máquina, pelo tempo, posto de trabalho e método – taylorismo/fordismo.

Tal organização não leva em conta as particularidades e a personalidade do trabalhador, bem como seus objetivos e desejos próprios, tornando a atividade de trabalho mais empobrecida. O trabalho se torna estranhado, pois o trabalhador não se reconhece naquilo que produz, não tem poder sobre o processo de trabalho e sobre o destino da coisa produzida.

O trabalho assalariado é uma invenção típica do modo capitalista de produção. O capitalista, aquele que possui o capital e os meios de produção (as fábricas, os bancos), emprega outros homens em seus estabelecimentos para usufruir de sua força de trabalho na produção de mercadorias. Essas mercadorias são vendidas e por isso geram riquezas. Uma parte do dinheiro obtido nessa venda é utilizada para pagar as despesas com os meios de produção e compra de matérias-primas, outra parte é paga aos trabalhadores sob forma de salário e outra parte fica em poder dos capitalistas, que é o que denominamos lucro.

Marx, um estudioso do sistema capitalista de produção, denomina de mais-valia a diferença entre o que o trabalhador efetivamente produziu e mereceria receber pelo tempo de trabalho e o que fica nas mãos do capitalista.

Os produtos do trabalho no capitalismo são chamados de mercadorias porque tanto a produção na fábrica como na terra não é mais dedicada à subsistência, porém para ser vendida e produzir riquezas aos donos dos meios de produção. As mercadorias possuem um valor de uso e um valor de troca. O valor de uso refere-se a sua utilidade (uma blusa vale pela sua utilidade, pela sua capacidade de aquecer e embelezar quem a veste), e o valor de troca refere-se ao que a mercadoria vale em comparação com outras mercadorias (define-se o valor de uma blusa pela quantidade de tempo e pelo dispêndio de forças necessário para produzi-la).

O capitalismo prioriza o valor de troca das mercadorias, pois este é o que permite reduzir todas elas a um denominador comum, que é o tempo socialmente necessário para produzi-las. Todavia, com a crise do taylorismo/fordismo e "as mudanças introduzidas pela então nascente 'terceira revolução industrial', demandou-se uma reestruturação produtiva profunda, através de novas tecnologias da gestão da produção e da gestão do trabalhador" (Araújo, 1997, p. 172).

Os empresários começam a pensar em como *enxugar* os custos da produção – *modelo japonês*. É o momento da acumulação flexível que confere maior autonomia aos trabalhadores, que doravante necessitam ser mais bem qualificados para compreender e responsabilizar-se pelo processo produtivo que já se serve dos avanços tecnológicos advindos da automação, da robótica e da microeletrônica. Portanto, a produção reflexiva requer uma racionalidade sistêmica (é preciso conhecer o todo) que se materializa em grupos autônomos de produção.

Nos anos 1990 há um redescobrimento do trabalho em grupos que preconizam: redução dos níveis hierárquicos, arranjos celulares de produção, programas de melhorias dos processos de comunicação, aumento da autonomia e polivalência.

A lógica do capital, que rege a globalização da economia, a abertura de mercados em moldes neoliberais, sobrepõe-se à lógica do trabalho, compelindo os trabalhadores a envolverem-se, a "vestirem a camisa" da empresa para que esta se mantenha competitiva no mercado.

Esse envolvimento é paradoxal: por um lado o trabalhador deve trabalhar em grupo, ser cooperativo e investir afetivamente na empresa, mas, por outro, ele deve competir com os colegas para manter-se empregado, pois as inovações tecnológicas dispensam grande contingente de força de trabalho humano, havendo, portanto, menor oferta de postos de trabalho.

Porém há empresas que também lançam mão de programas de requalificação profissional, investem no aprimoramento técnico de seus funcionários e estão buscando um equilíbrio entre a necessidade de produtividade e o bem-estar do trabalhador. Tais programas acabam sendo abandonados em momentos de crise, quando se faz necessário reduzir custos.

O terapeuta ocupacional no contexto empresarial e institucional

Nesse contexto, os terapeutas ocupacionais brasileiros vêm desenvolvendo diversos trabalhos, em uma equipe multiprofissional, exercendo diferentes papéis (funcionário da empresa ou instituição, consultor, assessor, prestador de serviços, parceiro e colaborador de pesquisa e intervenção etc.) e atuando, basicamente, com três enfoques: reabilitação e reeducação; prevenção de doenças; promoção da saúde e promoção social.

Antes, porém, vale ressaltar algumas premissas e compromissos do terapeuta ocupacional, como conhecer os postos de trabalho e o trabalho real pela ótica dos trabalhadores, atuar na promoção da saúde, conscientizando-os sobre os processos de trabalho, e garantir o cumprimento de deveres da empresa em relação aos aspectos previdenciários relativos à Consolidação das Leis Trabalhistas (CLT), à saúde e à segurança no trabalho, ao cumprimento das Normas Regulamentadoras da Segurança do Trabalho (NRs) e aos acordos coletivos firmados entre empresa e trabalhadores.

O terapeuta ocupacional pode ter como missão: estimular a reflexão dos trabalhadores acerca de seus direitos e deveres no que se refere a sua saúde e segurança no trabalho. Inclui-se como preocupação de saúde, o resgate do prazer, da espontaneidade, da criação e do controle sobre suas ações, pois parte-se de uma visão de homem "construído socialmente devido à necessidade de produzir materialmente a vida, o que só se dá via trabalho" (Pinto, 1990, p. 72), na sua relação consigo, com o seu trabalho (material, método, posto, ambiente etc.) e empresa/instituição (cultura e política vigente).

A saúde deve ser promovida, preservada e discutida socialmente em uma visão holística, sendo que a doença, resultado do desgaste do trabalhador na relação com o processo de produção (cargas de trabalho), tem também um caráter social.

Alguns terapeutas ocupacionais –, Nunes, Medeiros et al., Riciotti, Siqueira et al. e Watanabe –, reportam como objetivos da sua atuação investigar as atividades laborais, as condições, postos, a organização e as relações do trabalho, além dos fatores estáveis da produção, conhecendo os determinantes da carga de trabalho, pela pesquisa de campo; adequar o trabalho ao indivíduo e reorganizar essas relações, fornecendo subsídios técnicos sobre os cuidados com o corpo e facilitando a comunicação interpessoal no trabalho, a partir da compreensão e da transformação das relações de poder, favorecer ao trabalhador autoconhecimento como pessoa, cidadão e profissional, evidenciando os seus direitos e deveres, além da relação de interdependência para perceber a dimensão do trabalho na sua vida pessoal, conscientizando-se sobre o seu papel e suas responsabilidades no processo, no conflito e na busca de soluções, em relação a sua saúde física, mental, espiritual e social, podendo prevenir doenças ocupacionais e acidentes de trabalho.

A metodologia comumente utilizada abrange diferentes abordagens da problemática saúde–trabalho: levantamento bibliográfico, observação livre e sistemática, análise ergonômica do trabalho, análise de atividades de trabalho, grupos terapêuticos, grupos de retorno ao trabalho, grupos de reflexão, aplicação de questionários, filmagens, análise do mobiliário, discussões de grupos, entrevistas com os trabalhadores, mapeamento da incidência das queixas por setores de trabalho etc.

O terapeuta ocupacional intervém, então, sobre ou pela ação, atitude, fazer, produto, isto é, sobre a relação do trabalhador e seu trabalho, contextualizado no ambiente e na cultura organizacional, considerando a avaliação e a análise da atividade laboral, seu principal recurso.

Enfim, a atuação do terapeuta ocupacional está essencialmente baseada na realização da análise das atividades dos trabalhadores e dos postos de trabalho para avaliação, elaboração e aplicação das atividades gerais e terapêuticas como meio e/ou fim (AVD, AVP, artísticas e artesanais; grupos operativos e de reflexão; atividades psicodramáticas, jogos cooperativos, discussões, palestras, abordagens, visitas setoriais, domiciliares, institucionais, relaxamento, atividades corporais, intervenção no posto, organização e ambiente de trabalho etc.) e adaptações.

O terapeuta, portanto, deve possibilitar aos trabalhadores/ clientes perceberem, conhecerem e sentirem as suas necessidades, aspirações, limitações e habilidades, pois almeja-se "a transformação dos indivíduos em cidadãos, atores e autores da história, via concomitante tentativa de transformação do próprio trabalho produtivo" (Pinto, 1990, p. 75).

A intervenção, então, está na busca de uma prática terapêutica que objetive promover saúde, qualidade de vida, reinserção social e profissional da pessoa, como um direito de cidadão e trabalhador, "como uma resposta a uma necessidade de reconstrução subjetiva, como produtividade social, como meio para reconstrução de uma identidade em relação a capacidade de troca" (Nicácio, 1989, p. 102), o que ocorre reapropriando-se dos objetos de trabalho, a fim de que se redescubra e reafirme suas habilidades.

Diante disso, o terapeuta ocupacional poderá intervir no coletivo, respeitando as diferenças individuais e amenizando ou evitando sobrecarga física e mental, mediante atividades gerais e terapêuticas:

- de conscientização, orientação e ação, buscando hábitos e atitudes pessoais e profissionais mais salutares em relação aos fatores de risco, à postura nas atividades estáticas e dinâmicas, na prática de atividade física regular e de exercícios de relaxamento, respiração e alongamentos, além de exercícios compensatórios; nas AVDs e AVPs e no lazer;
- de manutenção e adaptação de mobiliários, equipamentos, ferramentas e *layout*;
- de melhoria da organização, condições e ambiente de trabalho (ritmo de trabalho, divisão de tarefas, rodízios, autonomia, plano de pausas etc.);
- de envolvimento, compreensão e comprometimento dos funcionários na interdependência do processo de trabalho, contribuindo na construção da identidade e responsabilidade profissional e motivação para com a saúde e trabalho;
- de promoção de grupos (operativo, de reflexão etc.) com os funcionários portadores de doenças ocupacionais e aci-

dentados ou mesmo de determinado setor, objetivando a reabilitação profissional e/ou a compreensão e transformação do trabalho.

Como se pode perceber, na interface saúde e trabalho, segundo Nunes, a ergonomia caminha ao lado da Terapia Ocupacional, desde a análise de seus pressupostos básicos até sua metodologia de intervenção, que é pautada na análise da atividade real de trabalho. O terapeuta ocupacional, então, trabalha a interação com o real implicando a reorganização dos fatos, pela análise da atividade. Para tanto, ele também vem se utilizando da psicodinâmica do trabalho em uma perspectiva materialista-histórica, visando à reabilitação, à prevenção de futuras seqüelas e à promoção social e de saúde, utilizando-se do recurso da análise e aplicação das atividades.

Afinal, as atividades possibilitam, além da avaliação, a expressão e transformação do sofrimento físico e mental (atividades de descontração e alívio das tensões cotidianas) e mobilizam percepções e reflexões, auxiliando no desbloqueio de condicionamentos para se atingir a saúde do trabalhador, buscando produtividade dentro de padrões que preservem a sua saúde e qualidade de vida.

O terapeuta ocupacional nos serviços públicos de saúde

O terapeuta ocupacional nos Centros de Referência do Trabalhador (CRST) está articulado com as demais ações de saúde em uma equipe multidisciplinar, realizando em geral três atividades meio: assistência aos trabalhadores, portadores de doenças ocupacionais – agravos provocados pelo trabalho e/ou ambiente de trabalho –, traçando um plano de atendimento e prestando atendimentos individuais e grupais (principalmente pelos portadores de LER/DORT); vigilância das condições e postos de trabalho nas empresas e educação em saúde e trabalho.

O terapeuta ocupacional pode ter como objetivo geral: capacitar o paciente para encontrar formas de enfrentar a doença, seus sintomas e suas conseqüências sobre os diversos aspectos de sua vida (social, profissional, físico e emocional).

Nos atendimentos grupais, os objetivos podem ser: promover a integração social; possibilitar a troca de experiências entre as pessoas com a mesma patologia, em diferentes âmbitos sociais, psicológicos e previdenciários; fornecer informação técnica e orientação sobre a patologia; discutir as repercussões da doença no cotidiano do paciente, construindo em conjunto formas de enfrentamento; preparar o trabalhador para a alta: expectativas para o futuro profissional; reorientar com relação às AVD/AVPs para evitar o agravamento do quadro clínico; estimular uma reflexão social (familiar e cultural) sobre o papel desempenhado pelas mulheres; e "discutir com os trabalhadores as formas de adoecimento presentes no seu processo de trabalho e como preveni-las" (Siqueira et al., 1999).

Nos atendimentos grupais e individuais, segundo Magalhães e Lima & Siqueira, o paciente é incentivado a se comprometer com a sua própria saúde, realizando os exercícios respiratórios, alongamento suave da musculatura afetada, automassagem, aplicação de moxibustão, conscientização corporal e relaxamento aprendidos no grupo, caminhadas diárias e repouso, bem como seguir as orientações funcionais nas atividades diárias e práticas associadas a adaptações de utensílios domésticos, mobiliários, ferramentas e máquinas que estimulem posturas adequadas e a conservação de energia durante a realização destas.

Nos atendimentos individuais de portadores de LER/DORT, os objetivos são semelhantes aos dos atendimentos grupais, podendo ser mais enfáticos na orientação com relação ao posto de trabalho e/ou à atividade profissional realizada e na utilização dos recursos e técnicas terapêuticas, como a massagem, que propiciem maior consciência corporal e autocuidado. Além disso, podem ser confeccionadas órteses de posicionamento e estáticas para posicionamento correto das articulações e repouso de grupos musculares afetados pelas lesões.

A abordagem grupal (Grupo de Qualidade de Vida e de Terapia Ocupacional) permite a relativização dos problemas vividos e encoraja a construção coletiva de alternativas, por desenvolver discussões acerca da doença (informações clínicas, causas e conseqüências) e da problemática psicossocial, existente na vida pessoal e profissional ao expressarem suas dúvidas (p. ex., direitos trabalhistas), expectativas e emoções, podendo rever seus padrões de relacionamento intra e interpessoal. O objetivo é promover um estilo de vida mais saudável.

Em relação à vigilância das condições e postos de trabalho nas empresas, o terapeuta ocupacional coleta os dados pertinentes aos aspectos do trabalho (organização e ambiente), das condições físicas e emocionais do trabalhador para analisar e elaborar propostas de mudanças relacionadas ao mobiliário, aos equipamentos, à organização do trabalho, atuando na transformação e adaptação do trabalho ao homem.

Sendo assim, o objeto de atenção é a promoção de saúde no trabalho, entendida como realização plena da potencialidade dos pacientes, do grupo e da ação conjunta da empresa/instituição e trabalhadores para efetivar as mudanças necessárias no trabalho.

A lógica da atividade em saúde do trabalhador, no âmbito do SUS, está permeada pelo paradigma da perícia e certificação (nexo causal) o que implica inúmeras dificuldades para o exercício da Terapia Ocupacional, que difere dos modelos usados por outros profissionais.

No tocante ao trabalho desenvolvido pelo terapeuta ocupacional nas Unidades de Referência Reabilitação Profissional (URRP/UERP) em que existe o profissional, segundo Melo, a avaliação terapêutica ocupacional realizada individualmente com o segurado visa: determinar perdas funcionais e funções que se mantiveram conservadas, contra-indicações, potencialidades, prognóstico para retorno ao trabalho, habilidades e aptidões; avaliar, ainda, o posto de trabalho e as atividades inerentes à função de readaptação; estimular a capacidade laborativa residual; e dar orientações específicas e gerais para melhor adequação no retorno ao trabalho. Nessas avaliações, pode-se observar que o segurado mantém os mesmos padrões funcionais (postura inadequada e o uso inadequado dos segmentos corporais) e realiza as atividades de forma repetitiva, sem consciência dos movimentos realizados e da carga emocional presente.

Diante disso, estimula-se o revezamento de tarefas e pausas e se utiliza de atividades não-repetitivas e não-normatizadas, como as atividades lúdicas, expressivas e de relaxamento, possibilitando a troca entre seus participantes do que foi experimentado e o conhecimento dos próprios hábitos funcionais e posturais, podendo modificá-los.

Vale ressaltar que o terapeuta ocupacional pode ter outros objetivos, tais como: orientar quanto ao uso do potencial residual, utilizando-se de outros recursos, apesar dos limites e dificuldades. Exemplos: avaliação e treino do segurado portador de visão monocular, avaliação da funcionalidade do membro dominante, orientação e treino de prótese (tipos de próteses: funcional, estética, mecânica ou elétrica, e adaptação destas com ou sem gancho funcional). Para tanto, o terapeuta pode desenvolver atividades de troca de lateralidade, compensando a limitação funcional pelo uso do potencial residual, orientações de padrões posturais e funcionais etc.

Todavia, nesse momento de transição, com a proposta para um Novo Modelo de Reabilitação Profissional, dentro do contexto da Previdência Social, o terapeuta ocupacional poderá vir a exercer a função de Orientador Profissional (OP), assim como outro técnico de nível superior, ou poderá realizar uma avaliação para concluir o parecer de outro profissional que esteja na função de OP, quando solicitado.

Diante das funções básicas da reabilitação profissional, ou seja, avaliação e definição do potencial laborativo residual; orientação e acompanhamento da programação profissional; e articulação com a comunidade, com vistas ao reingresso no mercado de trabalho, o terapeuta ocupacional na função de orientador profissional será "responsável pelo acompanhamento dos programas de reabilitação profissional e seleção dos casos" (INSS, 2001, p. 7) e pela Análise da Função e Posto de Trabalho (APT) conjuntamente com o médico perito.

As atribuições do OP e o parecer que poderá ser solicitado ao terapeuta, de acordo com o documento do INSS, poderão incluir a avaliação e definição do potencial laborativo, com vistas à definição da real capacidade de retorno do segurado ao trabalho, analisando habilidades e aptidões; perdas funcionais, funções que se mantiveram conservadas; contra-indicações e potencialidades (potencial laborativo residual), bem como o prognóstico para retorno ao trabalho.

A terapeuta ocupacional nas oficinas pedagógicas profissionalizantes, nas oficinas protegidas e nas cooperativas de trabalho: da tutela à autonomia

As oficinas abrigadas ou oficinas protegidas de trabalho surgem como um dispositivo terapêutico-educativo que se utiliza da atividade de trabalho com as pessoas portadoras de deficiências mentais, físicas e/ou sensoriais. Em geral, simulam um ambiente de trabalho em que os profissionais especializados atuam como tutores, controlando horários e instituindo regras de comportamentos. A remuneração obtida pelo trabalho assume muitas vezes um caráter simbólico, em que as famílias muitas vezes pagam para que essas pessoas possam trabalhar. É um desafio às atuais propostas inclusivistas fazer com que o trabalho da pessoa com deficiência mental seja uma possibilidade e uma realidade no seu contexto social.

> Essa perspectiva abre espaço para novas propostas de trabalho, quais sejam: o treinamento em serviço (aprendizagem do trabalho no próprio local), cooperativas de trabalho (grupos de pessoas, deficientes ou não, em sistema de cooperativa), equipes de trabalho terceirizado (grupos de pessoas, deficientes ou não, que prestam serviços à comunidade), trabalho domiciliar (realização de atividades produtivas no lar – alternativa que vem sendo adotada por várias parcelas da população por diferentes motivos). (Bartalotti, s/d)

Há muitas críticas a esses empreendimentos, sobretudo pelo seu caráter segregativo e sua prática desarticulada com o contexto socioeconômico mais amplo, fato que acaba por subestimar as potencialidades dessas pessoas, que articuladas na sociedade poderiam desenvolver alguma atividade de real utilidade, em que pudessem exercer efetivamente o direito ao trabalho.

As instituições de reabilitação profissional necessitam atuar de modo mais conectado às atuais demandas do mercado de trabalho e atualmente carecem de pesquisas quanto aos empregadores que recebem a clientela egressa de seus programas. Observa-se também a necessidade de apresentarem outras alternativas de trabalho, tais como o trabalho domiciliar, as microempresas familiares e as cooperativas de trabalho.

Algumas experiências em programas de saúde mental resgatam a importância do trabalho como elemento fundamental para que a população psiquiatrizada possa deixar gradativamente de ser tutelada, conquistando autonomia a partir do trabalho em grupo sob o regime cooperativo, desenvolvendo atividades produtivas diversificadas, apontadas a partir da interação entre a escuta das necessidades e brechas do mercado e as possibilidades de se levantar recursos (humanos, materiais e parcerias) para seu desenvolvimento. Essa diversidade enfatiza a multiplicidade de experiências possíveis e a ampliação das possibilidades de escolha e de inserção participativa. (Kinker, 1997, p. 42)

Outro tipo de experiência que atualmente conta com a participação de terapeutas ocupacionais é o estímulo ao trabalho em grupos autogestionados. Trata-se de programas de extensão universitária que formam uma Rede Universitária de Incubadoras Tecnológicas de Cooperativas Populares que se propõe a profissionalizar pessoas pouco escolarizadas e excluídas do mercado de trabalho mediante espírito do cooperativismo, em que a universidade oferece apoio tecnológico, mercadológico, gerencial e jurídico para que os grupos possam desenvolver alguma atividade econômica.

As contribuições da Terapia Ocupacional para esses grupos os enriquece bastante e caracteriza-se por um processo educativo de interação com a comunidade visando o desenvolvimento de habilidades numa cultura cooperativista. Isso "exige relações diferenciadas da encontrada na relação capitalista do mercado. Pensar e agir coletivamente, deixando de lado o individualismo, e valorizar a participação para o processo do próprio grupo são exemplos da cultura cooperativista a ser apreendida" (Dakuzaku, 2000, p. 23).

Conclusões

O trabalho humano sempre foi uma atividade altamente valorizada pela Terapia Ocupacional a ponto de ser quase comparado a um remédio, a algo benéfico em si mesmo. A inserção do homem no mundo do trabalho acaba por ser um dos principais objetivos em nossas intervenções, ajudando a sustentar por muito tempo na história da Terapia Ocupacional a idéia de que o homem saudável é aquele que trabalha, aquele que é útil e produtivo ao sistema econômico vigente.

Porém um olhar mais atento e crítico ao trabalho realizado nas sociedades industrializadas revela o quanto o trabalho pode ser causa de sofrimento e adoecimento, de aviltamento e de exploração do homem pelo homem. Nesse sentido, faz-se necessário refletir sobre que formas de trabalho podem ser desumanizadoras e nocivas, visto a intensificação do trabalho e a política de redução de custos, deixando os trabalhadores menos protegidos e assegurados pelos seus direitos, e quais as que podem promover autonomia e saúde a estes, como a sua valorização não somente na produção, mas também quando fazem parte do que é planejado, pensado e idealizado para a organização e para a vida coletiva de todos.

A Terapia Ocupacional está contribuindo para essa saúde, como se pode perceber na série de experiências e conhecimentos que apontam para novos rumos no campo da saúde–trabalho, sendo uma tendência em ascensão, construindo e instrumentalizando a autonomia social e a cidadania dos trabalhadores.

Muitas práticas vêm sendo negadas e reformuladas, como a laborterapia dos hospitais psiquiátricos, o mero treino de funções e as habilidades das oficinas abrigadas e dos centros de reabilitação profissional. Assim como outras pesquisas vêm estruturando métodos de investigação e intervenção na relação do trabalho e as suas repercussões sobre a vida dos trabalhadores, novas perspectivas de trabalho estão se constituindo com a ergonomia.

O que outrora denominávamos de habilitação/reabilitação profissional ganhou consistência teórica e ampliou-se para Saúde do Trabalhador, em que se inclui o entendimento do mundo do trabalho em suas dimensões históricas, econômicas e sociais, sendo a ação do terapeuta ocupacional reconhecida tanto em instituições de saúde como em empresas e organizações comunitárias, engajando-se e comprometendo-se não só com a conquista do direito ao trabalho de populações excluídas, mas também com a construção de um mundo do trabalho mais justo e solidário, em que a vida humana possa sobrepor-se ao capital.

Referências bibliográficas

ALVES, G. B. O. *Contribuições da ergonomia ao estudo da LER em trabalhadores de um restaurante universitário.* Florianópolis, Universidade Federal de Santa Catarina, 1995. Dissertação de Mestrado – Programa de Pós-Graduação em Engenharia de Produção.

ANTUNES, R. *Adeus ao trabalho? Ensaios sobre as metamorfoses e a centralidade do mundo do trabalho.* 6ª ed. São Paulo, Cortez, 1999.

ARAÚJO, J. N. G. Relações de trabalho na contemporaneidade. v Congresso Brasileiro e IV Simpósio Latino-Americano de Terapia Ocupacional. Belo Horizonte, 1997, pp. 172-5.

ARAÚJO, T. et al. Modelo demanda-controle (*Job Strain* Modelo): proposições, limites e usos em estudo de estresse e saúde ocupacional. Anais do VI Congresso Brasileiro de Saúde Coletiva, Abrasco, Salvador, 2000.

BARTALOTTI, C. C. A profissionalização da pessoa com deficiência mental, mimeo, s/d.

DAKUZAKU, R. Y. Cidadania e Terapia Ocupacional – trabalhando com cooperativas populares. I Jornada de Terapia Ocupacional da Universidade Sagrado Coração, Bauru, 2000.

_____. *De deficiente a trabalhador: reabilitação profissional na perspectiva da pessoa com deficiência – um estudo de caso.* São Carlos, Universidade Federal de São Carlos, 1998. Dissertação de mestrado. Engenharia de Produção.

DION-HUBERT, C. & THERRAULT, P. Y. "Le travail a-t-il toujours as place en ergothérapie?". *Revue québecoise d'ergothérapie*, nº 1, v. 1, setembro, 1992, pp. 25-31.

GOURLEY, M. Refining OT's edge in ergonomics. OTPRACTICE – AOTA. Bethesda, 11 setembro, 14-17, 2000.

INSS. Proposta para um novo modelo de reabilitação profissional. http://10.69.0.204/dirben/Projetos/reabilita.htm. 2001

KINKER, F. S. "Trabalho como produção de vida". *Revista de Terapia Ocupacional da USP*, v. 8, nº 1, jan./abr. 1997.

LIMA, S. M. F. P. & SIQUEIRA, M. A. "Lesão por esforços repetitivos e formas de atuação da terapia ocupacional". *Cadernos de Terapia Ocupacional da UFSCar*, v. 5, nº 2, 1996, pp. 127-32.

MAGALHÃES, L. V. *A dor da gente: representações sociais sobre as lesões por esforços repetitivos.* Campinas, 1998. Tese de doutorado. Faculdade de Ciências Médicas da Universidade Estadual de Campinas.

_____. Programme of guidance to CTD victims: one experiment in occupational therapy. WFOT 12th International Congress, Montreal, Canadá, 1998.

MARX, K. *O capital. Crítica da economia política.* 6ª ed. Livro l. Rio de Janeiro, Civilização Brasileira, 1980.

MEDEIROS, M. H. R.; DAKUZAKU, R. Y.; GARVES, W. C. & GUARNIERI, H. B. Conquistando novos campos de trabalho: a intervenção da TO em uma indústria de São Carlos. Anais do VI Congresso Brasileiro de Terapia Ocupacional, Águas de Lindóia/SP, 1999.

MELO, M. S. *O atendimento em Terapia Ocupacional aos portadores de lesão por esforços repetitivos*. Trabalho para obtenção do título de especialista em Práxis Artísticas e Terapêuticas. Curso de Terapia Ocupacional da Faculdade de Medicina da Universidade de São Paulo, 1998.

NICÁCIO, M. F. "Da instituição negada à instituição inventada". *Saúde em Debate*, São Paulo, 28:102, 1989.

NUNES, C. M. P. Análise de tarefa ou de atividade? Uma perspectiva ergonômica a caminho da terapia ocupacional. Anais do III Congresso Brasileiro de Terapia Ocupacional, Abrato, Curitiba/PR, 1993.

_____. *Variação do modo operatório em função do processo de informatização: estudo ergonômico em uma biblioteca*. Brasília, Universidade de Brasília, 1994. Dissertação de mestrado – Instituto de Psicologia.

_____. Mensurações do pensamento experiencial e racional: possíveis implicações na prática do terapeuta ocupacional em saúde do trabalhador. Anais do VI Congresso Brasileiro de Terapia Ocupacional, Abrato, Águas de Lindóia/SP, 1999.

PINTO, J. M. *As correntes metodológicas em Terapia Ocupacional no estado de São Paulo (1970-1985)*. São Carlos, UFSCar, 1990. Dissertação de mestrado – Centro de Educação e Ciências Humanas da Universidade Federal de São Carlos.

RICIOTTI, S. A. A. "A Terapia Ocupacional na prevenção de doenças ocupacionais – uma realidade a ser conquistada". *Periódico das comunidades departamentais da UCDB – Multitemas*. Campo Grande/MS, nº 17, 2000, pp. 13-34.

SINGER, Paul. "Incubadoras universitárias de cooperativas: um relato a partir da experiência da USP". In: SINGER, P. & SOUZA, A. (orgs.) *A economia solidária no Brasil. A autogestão como resposta ao desemprego*. São Paulo, Contexto, 2000.

SIQUEIRA, A, LANCMAN, S. & QUEIROZ, M. F. Grupos de reflexão: uma forma de participação coletiva nas mudanças de trabalho. Anais do VI Congresso Brasileiro de Terapia Ocupacional, Águas de Lindóia, 1999.

SOARES, L. B. *Terapia ocupacional: lógica do capital ou do trabalho?* São Paulo, Hucitec, 1991.

STRUFFALDI, M. C. B. *Reabilitação profissional: características, conhecimentos e opiniões de trabalhadores acidentados*. São Paulo, Universidade de São Paulo, 1994. Tese de doutorado em Saúde Pública. Faculdade de Saúde Pública.

TISSI, M. C. *Deficiência e trabalho no setor informal.* Campinas, 1998. Dissertação de mestrado – Faculdade de Ciências Médicas da Universidade Estadual de Campinas.

WATANABE, M. "La prevención de enfermedades y la promoción de la salud en un la contexto empresarial". *Materia Prima,* ano 5, n.º 18. Buenos Aires, Argentina, 2001, pp. 28-32.

WATANABE, M. & STAHL, F. A. M. "A Terapia Ocupacional na empresa numa proposta interdisciplinar e a saúde do trabalhador". *Cadernos de Terapia Ocupacional de São Carlos,* v. 5, n.º 1, jan./jul. 1996.

Perspectivas

Celina Camargo Bartalotti
Marysia M. R. do Prado De Carlo

A construção do campo da Terapia Ocupacional se dá, continuamente, no contexto sócio-histórico, como pudemos analisar ao longo de todos os capítulos deste livro, segundo as mais diversas perspectivas e abordagens. Em cada momento histórico e em cada realidade social, terapeutas ocupacionais depararam com transformações que se por um lado influenciaram suas ações, por outro exigiram que novas ações fossem propostas, novos olhares fossem construídos.

A Terapia Ocupacional que se constrói é uma profissão imersa na complexidade de seu objeto de estudo: o fazer humano. Olhar a realidade pela ótica da complexidade

[...] é a viagem em busca de um modo de pensamento capaz de respeitar a multidimensionalidade, a riqueza, o mistério do real; e de saber que as determinações – cerebral, cultural, social, histórica – que se impõem a todo o pensamento co-determinam sempre o objeto de conhecimento.[1]

Acreditamos que essa multidimensionalidade de que nos fala Morin pôde ser expressa nas falas dos vários profissionais que compuseram este livro, mas não se restringe a elas.

---

1. Morin, 1980, apud PETRAGLIA, I. C. Morin Edgar. *A educação e a complexidade do ser e do saber*. São Paulo, Vozes, 1995.

Contudo, as diversas visões sobre o campo, as propostas e discussões apresentadas também revelaram diferentes realidades sociais e culturais, de pessoas que vieram a assumir este lugar chamado de "paciente", "cliente", "sujeito" de nossa intervenção terapêutica. Isso porque a realidade que vivemos é bastante desigual. Se, por um lado, este é um momento histórico de extremo avanço tecnológico, é também um momento em que grande parte da humanidade não tem acesso a ele, nem sequer aos recursos básicos de sobrevivência com dignidade.

Essa desigualdade nada tem a ver com diversidade, mas é, sim, uma expressão da dificuldade de se estabelecerem sociedades realmente democráticas. A Terapia Ocupacional deve ter clareza sobre essa realidade, nas várias formas de olhar e de atuar: desde os trabalhos altamente baseados na tecnologia, que se assentam sobre o que há de mais moderno em termos do avanço científico, até trabalhos que se voltam às comunidades mais carentes, buscando oferecer apoio e criar condições de estabelecimento de sociedades mais justas, incrementando a qualidade de vida e a consciência social dessas populações.

A maior parte de nossos clientes ainda é composta por aqueles considerados "diferentes", e nossa atuação continua sendo, muitas vezes, pautada por um olhar clínico mais tradicional. Entretanto, na realidade brasileira novas populações têm sido alcançadas pela ação do terapeuta ocupacional. As ações preventivas e os trabalhos mais diretamente desenvolvidos com populações em situação de risco pessoal e social, assim como os trabalhos que se voltam à tecnologia, ao atendimento daqueles que se encontram com quadros clínicos agudos, entre outros, abrem-se como novas possibilidades no campo de atuação do terapeuta ocupacional, apontando para um crescimento e fortalecimento da profissão.

Certamente neste livro não foi possível abordar todas as áreas nas quais a Terapia Ocupacional brasileira se destaca. O campo da gerontologia, por exemplo, assim como a reabilitação cognitiva, os trabalhos com pacientes oncológicos e tantas outras áreas apontam para a necessidade de novas obras que, nos moldes desta, reflitam a produção do campo.

O que julgamos fundamental ressaltar é que, em uma realidade desigual como a nossa, o lugar do terapeuta ocupacional que se propõe a uma prática transformadora se faz claro e efetivo. Trabalhando pela qualidade de vida e pela inclusão social, fazendo-se parceiro de seu cliente na recuperação e/ou aquisição do poder sobre sua própria vida, esse profissional assume um papel social de extrema importância.

É preciso que as práticas em Terapia Ocupacional sejam, cada vez mais, referendadas pela pesquisa científica, pela consolidação de um saber próprio e, sobretudo, pela socialização desse saber. Esse é um processo em curso, que deve ser mais e mais incrementado. Não basta, embora seja de grande importância, a multiplicação de cursos de Terapia Ocupacional no Brasil. É preciso que esses cursos se voltem para a formação de profissionais, por um lado, críticos e atentos à sua realidade e, por outro, solidamente embasados pelo conhecimento e voltados para a importância da construção da profissão para além das antigas "crises de identidade" e das ações baseadas no "bom senso e na intuição".

Essas são as perspectivas que se abrem para a Terapia Ocupacional e que tentamos mostrar neste livro. Temos consciência de que não foi possível abranger tudo o que se faz e pensa sobre nossa profissão no Brasil, entretanto acreditamos que caminhos foram abertos para a reflexão.

Sobre as autoras

ANA CRISTINA CAMILLO GOLLEGÃ

Graduada em Terapia Ocupacional e especialista em Terapia da Mão pela Faculdade de Medicina da Universidade de São Paulo. Mestre em Ciências pelo Instituto de Ciências Biomédicas da Universidade de São Paulo e docente do Centro Universitário São Camilo. Terapeuta ocupacional da Oficina da Mão – Clínica de Terapia Ocupacional especializada em confecção de órteses e reabilitação do membro superior e do Centro de Reabilitação do Hospital Israelita Albert Einstein.

e-mail: gollega@ig.com.br
oficinadamao@ig.com.br

CELINA CAMARGO BARTALOTTI

Terapeuta ocupacional graduada pela USP, é mestre e doutoranda em Psicologia da Educação pela PUC/SP. Docente do Curso de Terapia Ocupacional do Centro Universitário São Camilo/SP, também supervisiona estágios de atuação na área de Terapia Ocupacional em Deficiência Mental. É terapeuta ocupacional da Legião de Assistência à Criança Excepcional (Lace), onde desenvolve trabalhos na área de Estimulação Essencial com crianças com deficiência mental e múltipla, assessora o núcleo de educação inclusiva da Secretaria da Educação da Prefeitura do município de Guarulhos.

e-mail: celinacamargo@uol.com.br

ELIANE DIAS DE CASTRO

Docente do Curso de Terapia Ocupacional do Departamento de Fisioterapia, Fonoaudiologia e Terapia Ocupacional da Faculdade de Medicina da USP. Especialista em Cinesiologia Psicológica no Sedes Sapientae e em Jogos Teatrais e Dança Educacional na Escola de Comunicações e Artes da USP. Mestre em Artes e doutora em Ciências pelo Departamento de Comunicações e Artes da ECA/USP.
e-mail: elidca@usp.br.

ELISABETE FERREIRA MÂNGIA

Graduada em Terapia Ocupacional pela FMUSP, docente do Curso de Terapia Ocupacional do Departamento de Fisioterapia, Fonoaudiologia e Terapia Ocupacional da Faculdade de Medicina da USP. Mestre em Ciências Sociais pela PUC/SP e doutora em Sociologia pela FFLCH/USP. Compõe o Laboratório de Estudos e Pesquisas em Saúde Mental e o grupo de pesquisa política, ações sociais, cultura e reabilitação. Desenvolve atividades de assistência, pesquisa e ensino no campo da saúde mental. Participa do Programa de Integração Docente Assistencial em Saúde Mental SES-USP, desenvolvido no CAPS Prof. Luiz da Rocha Cerqueira.
e-mail: mangeli@usp.br

ELIZABETH M. F. DE ARAÚJO LIMA

Terapeuta ocupacional graduada pela USP, é mestre e doutoranda em Psicologia Clínica pela PUC/SP. Docente do Curso de Terapia Ocupacional do Departamento de Fisioterapia, Fonoaudiologia e Terapia Ocupacional da Faculdade de Medicina da USP, coordena o Laboratório de Estudos e Pesquisa Arte e Corpo em Terapia Ocupacional e o curso de especialização Práxis Artística e Terapêutica: Interfaces da Arte e da Saúde.
e-mail: elizabeth.lima@uol.com.br

FÁTIMA CORRÊA OLIVER

Docente do Curso de Terapia Ocupacional do Departamento de Fisioterapia, Fonoaudiologia e Terapia Ocupacional da USP, desde 1985. Mestre e doutora em Saúde Pública pela Faculdade de Saúde Pública da USP. É coordenadora de projeto de ensino, extensão e pesquisa no campo da atenção comunitária e territorial de pessoas com deficiências, e dirige também o grupo de pesquisa política, ações sociais, cultura e reabilitação, integrado por pesquisadores da USP, PUC/Camp, UFSCar e Uniso.

e-mail: fcoliver@usp.br

FERNANDA NICÁCIO

Graduada em Terapia Ocupacional pela USP, mestre em Ciências Sociais pela PUC/SP e doutoranda em Saúde Coletiva, FCM/Unicamp. Docente do Curso de Terapia Ocupacional do Departamento de Fisioterapia, Fonoaudiologia e Terapia Ocupacional da Faculdade de Medicina da USP. Compõe o Laboratório de Estudos e Pesquisas em Saúde Mental e o grupo de pesquisa política, ações sociais, cultura e reabilitação. Desenvolve atividades de ensino, extensão e pesquisa no campo da saúde mental. Atualmente participa do Programa de Integração Docente Assistencial em Saúde Mental SES-USP/CAPS "Prof. Luiz da Rocha Cerqueira" e desenvolve projeto de extensão no Programa de Saúde Mental da Secretaria Municipal de Saúde de Campinas.

e-mail: fenicacio@uol.com.br

MARGARETH PIRES DA MOTTA

Docente do Curso de Terapia Ocupacional do Centro Universitário São Camilo/SP. Especialista em Administração Hospitalar pelo UNISC, é chefe do setor de Terapia Ocupacional do Hospital de Aeronáutica de São Paulo. Especializada no atendimento de deficientes visuais.

e-mail: margarethpm@ig.com.br

MARIA CÂNDIDA DE MIRANDA LUZO

Graduada em Terapia Ocupacional pela Universidade Metodista de Piracicaba, é colaboradora do Laboratório de Investigação sobre a atividade motora humana em integração psicossocial – LIATH, do Curso de Terapia Ocupacional do Departamento de Fisioterapia, Fonoaudiologia e Terapia Ocupacional da Faculdade de Medicina da USP. Desenvolve programas assistenciais e de pesquisa no Hospital das Clínicas da FMUSP. Terapeuta ocupacional da Oficina da

Mão – Clínica de Terapia Ocupacional especializada em confecção de órteses e reabilitação do membro superior.
e-mail: mccluzo@hipernet.com.br
oficinadamao@ig.com.br

MARIA INÊS BRITTO BRUNELLO
Docente do Curso de Terapia Ocupacional do Departamento de Fisioterapia, Fonoaudiologia e Terapia Ocupacional da USP. Especialista em Cinesiologia Psicológica no Sedes Sapientae e em Grupos Operativos pelo Instituto de Pichon-Rivière. Mestre em Psicologia Social pela PUC/SP e doutora em Psicologia Escolar e do Desenvolvimento pela USP/SP.
e-mail: napoli@uol.com.br

MARISA TAKATORI
Graduada pelo Curso de Terapia Ocupacional da USP, é terapeuta ocupacional da Prefeitura do município de São Paulo. Mestre em Psicologia pelo Instituto de Psicologia da USP na área de Psicologia Escolar e do Desenvolvimento Humano e especializanda do Ceto/SP. Docente do Curso de Terapia Ocupacional do Centro Universitário São Camilo/SP e do Curso de Pós-Graduação Lato Sensu em Terapia Ocupacional – Faculdades Salesianas de Lins.
e-mail: takatori@uol.com.br

MARISOL WATANABE
Graduada pela UFSCar, é mestranda em Saúde Coletiva pela Faculdade de Ciências Médicas da Unicamp. Psicodramatista pela Companhia de Teatro Espontâneo, é especializanda em Ergonomia de Sistemas de Produção pela Escola Politécnica/USP. É docente do Curso de Terapia Ocupacional da Univap – São José dos Campos/SP.
e-mail: amarsol@aquarium.com.br

MARTA CARVALHO DE ALMEIDA
Graduada em Terapia Ocupacional pela USP, é docente do Curso de Terapia Ocupacional do Departamento de Fisioterapia, Fonoaudiologia e Terapia Ocupacional da Faculdade de Medicina da

USP. É mestre em Psicologia Social pelo IP/USP e doutora em Saúde Coletiva pela Faculdade de Ciências Médicas da Unicamp.
e-mail: mcarmei@usp.br

MARYSIA MARA RODRIGUES DO PRADO DE CARLO
Graduada em Terapia Ocupacional pela PUC de Campinas, fez seu mestrado e doutorado em Educação pela Faculdade de Educação da Unicamp. Docente do Curso de Terapia Ocupacional do Departamento de Fisioterapia, Fonoaudiologia e Terapia Ocupacional da Faculdade de Medicina da USP, é membro da sua Comissão de Ensino de Graduação e coordenadora do Laboratório de Investigação sobre a atividade motora humana em integração psicossocial – LIATH. Coordena os programas didático-assistenciais e de pesquisa no Hospital das Clínicas e Hospital Universitário da USP. É autora do livro *Se essa casa fosse nossa... Instituições e processos de imaginação na educação especial*, Plexus, 1999.
e-mail: pecarlo@correionet.com.br

STELLA MARIS NICOLAU
Graduada pelo curso de Terapia Ocupacional da USP, é docente do Curso de Terapia Ocupacional da Uniso – Sorocaba/SP e terapeuta ocupacional da Prefeitura do município de São Paulo. É especialista em Grupos Operativos pelo Instituto Pichon-Rivière e mestranda em Psicologia Social pela USP.
e-mail: vfacuri@uol.com.br

IMPRESSO NA GRÁFICA
sumago gráfica editorial ltda
rua itauna, 789 vila maria
02111-031 são paulo sp
telefax 11 **6955 5636**
sumago@terra.com.br

------------------------------ dobre aqui ------------------------------

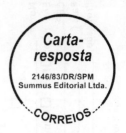

CARTA-RESPOSTA
NÃO É NECESSÁRIO SELAR

O SELO SERÁ PAGO POR

AC AVENIDA DUQUE DE CAXIAS
1214-999 São Paulo/SP

------------------------------ dobre aqui ------------------------------

plexus
CADASTRO PARA MALA-DIRETA

Recorte ou reproduza esta ficha de cadastro, envie completamente preenchida por correio ou fax, e receba informações atualizadas sobre nossos livros.

Nome: _____ Empresa: _____
Endereço: ☐ Res. ☐ Coml. _____ Bairro: _____
CEP: _____ - _____ Cidade: _____ Estado: _____ Tel.: ( ) _____
Fax: ( ) _____ E-mail: _____
Profissão: _____ Professor? ☐ Sim ☐ Não Disciplina: _____ Data: de nascimento: _____
Grupo étnico principal: _____

1. Você compra livros:
☐ Livrarias ☐ Feiras
☐ Telefone ☐ Correios
☐ Internet ☐ Outros. Especificar: _____

2. Onde você comprou este livro? _____

3. Você busca informações para adquirir livros:
☐ Jornais ☐ Amigos
☐ Revistas ☐ Internet
☐ Professores ☐ Outros. Especificar: _____

4. Áreas de interesse:
☐ Fonoaudiologia ☐ Terapia ocupacional
☐ Educação ☐ Corpo, Movimento, Saúde
☐ Educação Especial ☐ Psicoterapia
☐ Outros. Especificar: _____

5. Nestas áreas, alguma sugestão para novos títulos?
_____

6. Gostaria de receber o catálogo da editora? ☐ Sim ☐ Não

Indique um amigo que gostaria de receber a nossa mala-direta

Nome: _____ Empresa: _____
Endereço: ☐ Res. ☐ Coml. _____ Bairro: _____
CEP: _____ - _____ Cidade: _____ Estado: _____ Tel.: ( ) _____
Fax: ( ) _____ E-mail: _____
Profissão: _____ Professor? ☐ Sim ☐ Não Disciplina: _____ Data de nascimento: _____

Plexus Editora
Rua Itapicuru, 613 7º andar 05006-000 São Paulo - SP Brasil Tel.: (11) 3862-3530 Fax: (11) 3872-7476
Internet: http://www.plexus.com.br e-mail: plexus@plexus.com.br